Generis
PUBLISHING

MIOPÍA

Cuando la genética se encuentra con el estilo de vida moderno

CÉSAR VILLA COLLAR

Title: **MIOPÍA**

Cuando la genética se encuentra con el estilo de vida moderno

ISBN: 979-8-89966-559-2

Author: CÉSAR VILLA COLLAR

Cover image: AI Generated

Publisher: Generis Publishing
Online orders: www.generis-publishing.com
Contact email: info@generis-publishing.com

MIOPÍA

Cuando la genética se encuentra con el estilo de vida moderno

CÉSAR VILLA COLLAR

ÍNDICE

PREFACIO
Comprender la miopía más allá de las gafas

Mi primer encuentro con la miopía no ocurrió en una consulta, ni en un libro de texto. Fue frente a un televisor, durante un partido de futbol del Mundial de Inglaterra de 1966, viendo a un jugador llamado Nobby Stiles que, en el campo, lucía una agilidad y una visión aparentemente perfecta, pero fuera del terreno de juego aparecía siempre con sus inseparables gafas. Esa imagen de dos realidades —una con corrección visual y otra sin ella— me quedó grabada. Con once años, las palabras "tiene miopía y utiliza lentes de contacto para jugar" me fascinaron y finalmente desembocaron en una vocación: la Optometría.

Esta profesión me ha permitido vivir en primera persona la evolución de nuestra comprensión y tratamiento de la miopía. Mis primeros años en consulta estuvieron marcados por la adaptación de lentes de contacto rígidas y de lentes oftálmicas positivas en bifocales ejecutivos, buscando ya entonces formas de controlar su progresión. En los años ochenta, casi por casualidad y sin ser plenamente consciente de su potencial, di mis primeros pasos en ortoqueratología. Aquellas lentes que moldeaban la córnea durante el día eran una herramienta fascinante, aunque aún no comprendíamos ni imaginábamos su potencial para frenar la miopía.

Más tarde, durante mis años en la universidad, como docente e investigador, y con una perspectiva más amplia, tuve la oportunidad de participar en estudios de prevalencia de miopía y en ensayos clínicos con nuevos productos sanitarios para el control de la miopía. Inicialmente con ortoqueratología (*Myopia Control with Orthokeratology Contact Lenses in Sapin* -MCOS-), luego con lentes de contacto blandas especializadas (*MiSight Assessment Study Spain* -MASS-) y finalmente con nuevos diseños de lentes oftálmicas (*Myopic Peripheral Defocus Lenses* -MPDLs- y *Clinical Evaluation of MyoCare in Europe* -CEME-). Cada estudio era una pieza de un rompecabezas gigante, entender y controlar esta condición que afecta a millones de personas en el mundo.

¿A quién dirijo este libro?

Este es un libro de divulgación. Lo he escrito pensando en aquellos que viven con miopía (pacientes) o que se preocupan por la de sus hijos (padres); en el estudiante de cualquier rama de ciencias de la visión con curiosidad por el tema; y en cualquier persona que, simplemente, quiera entender qué les ocurre a los ojos cuando el mundo a lo lejos se vuelve borroso. He tratado de evitar el lenguaje excesivamente técnico para construir un puente entre el conocimiento científico y la experiencia cotidiana, pero sin faltar al rigor científico ni a la evidencia.

¿Cómo está organizado el libro?

El libro lo he organizado como un recorrido. Para ello, he estructurado el contenido en un viaje al que espero me acompañe el lector. Comenzaremos con lo fundamental, explorando en el capítulo 1, denominado miopía, los mecanismos básicos de este defecto refractivo. Desde ahí, iremos avanzando en la miopía de las distintas etapas de la vida. Dedicaremos el capítulo 2 a la miopía juvenil, un período crítico donde la condición suele aparecer y progresar con mayor rapidez, y donde la prevención y el control son más importantes. Continuaremos el camino con la miopía de aparición en la edad adulta, desmontando mitos y explicando cómo se estabiliza, pero también cómo convive con otros cambios visuales propios de esta etapa. En el capítulo 4 trataremos los aspectos más complejos, abordando con la seriedad que merece la miopía patológica, la forma más grave, que va más allá de la graduación para convertirse en un riesgo para la salud de las estructuras internas del ojo. Asimismo, en el capítulo 5, abordaremos el por qué la comunidad científica habla ya de la miopía como un problema de salud pública, analizando las cifras, las causas sociales y el impacto que este aumento imparable tiene en los sistemas sanitarios de todo el mundo. Finalmente, echaremos una mirada hacia adelante y en el capítulo 6, dedicado a la prevención y futuro de la miopía, exploraremos las prometedoras líneas de investigación, los tratamientos emergentes y las estrategias que, ojalá, puedan cambiar el curso de esta pandemia visual para las generaciones venideras.

Mi objetivo, al escribir estas páginas, ha sido que el lector comprenda que la miopía no es solo un número en una graduación, sino un aspecto de la salud que podemos gestionar de forma activa e informada. Y que como escribió el prestigioso optometrista Brian Holden hace años: "no sabemos todo de la miopía, pero si lo suficiente como para no hacer nada".

No quiero dejar de pasar la oportunidad de expresar mi gratitud a todos los pacientes y colegas que me han enseñado a lo largo de estos años.

EL OJO HUMANO Y EL PROCESO DE ACOMODACIÓN

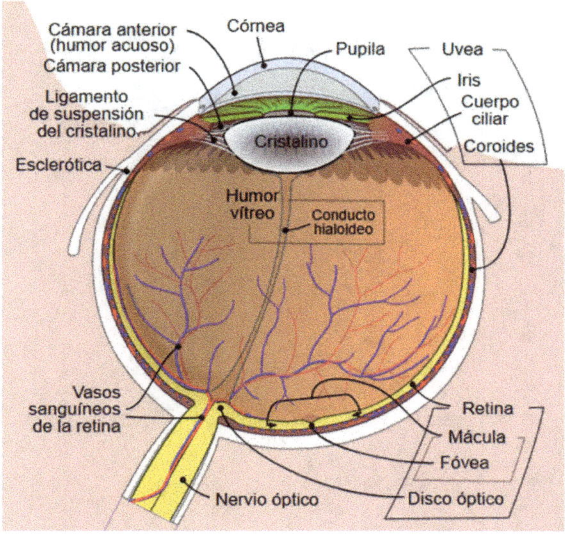

Figura 1. Esquema de la anatomía del ojo humano. Las túnicas fibrosas (esclerótica), vascular (coroides) y nerviosa (retina) tendrán importancia capital en la aparición y desarrollo de la miopía. Basado en la obra de Rhcastilhos, disponible en Wikimedia Commons bajo licencia Creative Commons Atribución-CompartirIgual 3.0 Unported.

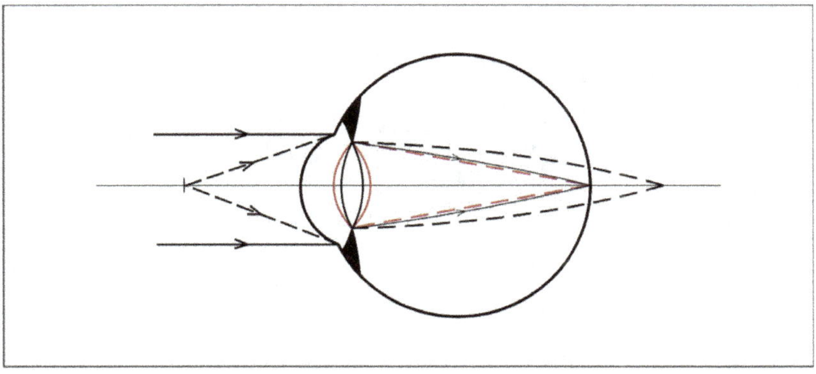

Figura 2. Esquema de la focalización adecuada de la luz en el fondo de ojo de un emétrope (cero dioptrías) cuando mira a lo lejos (línea negra continua). Cuando mira de cerca (línea negra discontinua), si no fuera por el proceso denominado acomodación la focalización de la luz se produciría más allá del fondo de ojo. El proceso de acomodación (cambios en el cristalino -en rojo- por contracción del musculo ciliar) hace que la luz enfoque adecuadamente (línea roja discontinua). Elaboración propia.

Capítulo 1. MIOPÍA

¿Qué es la miopía?

El diccionario de Optometría de Michel Millodot, define la miopía como el "estado refractivo del ojo en que, sin acomodar, las imágenes de los objetos distantes se forman delante de la retina, por lo que se ven borrosas. En la miopía, el punto conjugado de la retina está a una distancia finita delante del ojo (el punto conjugado de la retina en el ojo emétrope está en el infinito -figura 2-)". La inversa de esa distancia finita, expresada en metros, representa el número de dioptrías (D) con las que se mide la cuantía del defecto refractivo. A menor distancia del ojo, mayor número de D y mayor borrosidad de la imagen de lejos.

¿Cómo es el ojo miope?

El ojo miope es un ojo donde hay un fallo de correlación entre las potencias refractivas de la córnea y del cristalino con la longitud del ojo (figura 3). Esto puede ocurrir por tener el ojo más potencia refractiva de lo normal en los medios mencionados (miopía refractiva), por tener potencias refractivas dentro de la normalidad, pero ojos más largos (miopía axial) o por un aumento en el índice de refracción del cristalino (miopía de índice).

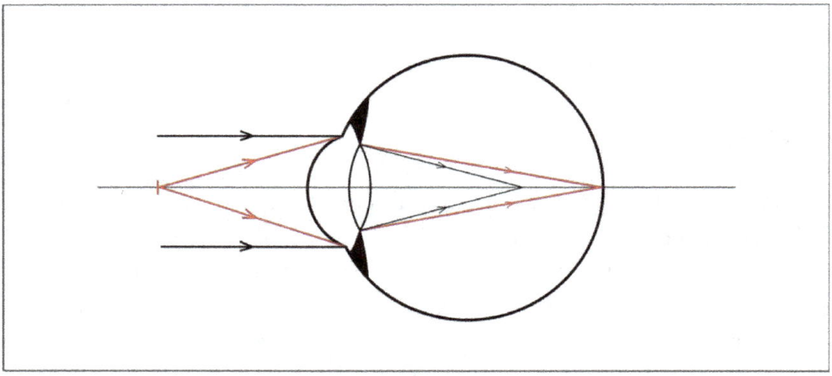

Figura 3. Esquema de un ojo miope bien sea por razones refractivas, axiales o de índice. La focalización de la luz cuando mira a lo lejos se produce antes de la retina (línea negra continua). El punto más cercano al ojo, en donde la luz, sin acomodar, enfoca adecuadamente en la retina (línea roja) está más cerca del ojo. Su inversa, en metros, son las D. Cuanto más cerca del ojo se precise tener la imagen, más D tiene el ojo. En el ojo hipermétrope ocurre todo lo contrario y son defectos visuales contrarios que no pueden coexistir a la vez. En el astigmatismo hay dos ejes, a 90º uno de otro, en que puede ocurrir miopía en ambos (astigmatismo miópico), hipermetropía en ambos (astigmatismo hipermetrópico) o miopía en uno e hipermetropía en otro (astigmatismo mixto). Elaboración propia.

¿Existe la miopía al nacimiento? ¿Son todas las miopías iguales?

La miopía al nacer es poco frecuente. Se estima que lo está en torno al 1–4% de los recién nacidos. La miopía presente desde el nacimiento suele asociarse a: prematuridad (especialmente muy prematuros), bajo peso al nacer, antecedentes genéticos fuertes, síndromes o enfermedades oculares (p. ej. catarata congénita, retinopatía del prematuro) o miopía alta congénita (rara, pero clínicamente relevante).

El defecto refractivo habitual al nacer es el de hipermetropía, defecto contrario a la miopía. La mayoría de los recién nacidos presentan una hipermetropía de 1,5 a 2,5 D y en algunos casos puede superar claramente las 3 D. Durante los primeros años de vida ocurre la emetropización, un proceso en el que el ojo crece y el defecto refractivo tiende a reducirse. Muchos niños alcanzan la emetropía (ausencia de D) entre los 5 y 7 años.

La miopía que aparece después de la emetropización va a tener diferente etiología, pronostico, manejo y repercusión en la salud ocular y visual en función de la edad de aparición. Generalmente la aparición a menor edad representará un mayor riesgo para las estructuras oculares y la visión. De acuerdo a la edad de aparición la miopía se denomina juvenil (la que aparece entre los 6 años y la adolescencia), de edad adulta (entre los 18 y 40 años) y de edad adulta tardía (>40 años).

¿Cuál es la etiología de la miopía?

La mayoría de las miopías lo son por un crecimiento del ojo mayor a lo normal. Hay varias teorías que pretenden explicarlo.

1. Teoría de la elongación axial guiada por la imagen retiniana (Teoría del desenfoque hipermetrópico periférico)

Esta es una de las teorías dominantes para explicar la aparición y progresión de la miopía. Propone que la calidad de la imagen en la retina periférica es crucial para controlar el crecimiento del ojo. En un ojo emétrope o miope corregido con gafas convencionales, la imagen periférica se enfoca por detrás de la retina (desenfoque hipermetrópico). El ojo interpreta esto como una señal de que es demasiado corto y estimula su alargamiento para poner esa imagen en foco, apareciendo o aumentando la miopía.

2. Teoría de la acomodación y el LAG acomodativo

El esfuerzo sostenido para enfocar de cerca (acomodación) puede, en algunos individuos, ser insuficiente o impreciso (hay un retraso o LAG). Esto produce un desenfoque constante en la retina durante el trabajo de cerca que actúa como señal para que el ojo crezca y compense ese error, volviéndose miope. Se considera un factor contribuyente, pero no el principal. Explica por qué el trabajo de cerca prolongado es un factor de riesgo, pero no puede explicar por sí sola la miopía.

3. Teoría de la señalización bioquímica y de la dopamina retiniana

Explica el efecto protector, a nivel molecular, que el tiempo al aire libre ha mostrado en el retraso en la aparición de la miopía y su ralentización. Se cree que esto es debido a que la luz solar natural brillante (especialmente la alta intensidad lumínica y un espectro de longitud de onda específico) estimula la liberación de dopamina en la retina. Y la dopamina actúa como un neurotransmisor que detiene el crecimiento ocular. Niveles altos de exposición a la luz brillante inhiben la elongación axial, mientras que niveles bajos (por ejemplo, en interiores) favorecen que el ojo crezca más de lo debido. Experimentos con animales (como pollos y primates) y estudios epidemiológicos en humanos apoyan firmemente esta teoría.

4. Teoría de la Esclerótica (Inflamación ocular)

Esta teoría se centra en la esclerótica y cómo su rigidez, o flexibilidad, influye en el crecimiento ocular. Las señales visuales como el desenfoque periférico desencadenan cascadas bioquímicas que alteran la matriz extracelular de la esclerótica. Se piensa que, en la miopía, la esclerótica se vuelve más blanda o remodelable, permitiendo que crezca bajo la presión intraocular normal.

La inflamación, específicamente una respuesta inmune crónica de bajo grado dentro del ojo, es hoy reconocida como un factor clave en la aparición y progresión de la miopía. A diferencia de una simple correlación, la evidencia sugiere que existe un "círculo vicioso" donde la inflamación promueve la elongación del ojo, y este mismo crecimiento anormal perpetúa el estado inflamatorio.

Para que el ojo se alargue, la esclerótica debe volverse más flexible y delgada. La inflamación impulsa este cambio de dos maneras:

a. Cascada de Señales Inflamatorias. En modelos de miopía experimental y estudios en humanos, se observa un aumento constante de citoquinas proinflamatorias como TNF-α, IL-6 e IL-1β, y de factores de transcripción como NF-κB.

b. Degradación de la Matriz Extracelular: Estas citoquinas activan enzimas como la Metaloproteinasa-2 (MMP-2). La MMP-2 actúa degradando el colágeno y otras proteínas de soporte de la esclerótica. El resultado es un debilitamiento estructural que permite la elongación axial.

5. Teoría de la Evolución y el Desajuste Ambiental

Esta teoría ofrece una visión más amplia y antropológica. El ojo humano evolucionó para un ambiente con ciclos regulares de luz/oscuridad y una demanda visual variada (mirada lejana para cazar/recolectar y cercana para tareas puntuales). El estilo de vida moderno (interiores iluminados artificialmente, educación prolongada, pantallas) representa un desajuste radical. La miopía sería una respuesta plástica y adaptativa del ojo a un entorno visual nuevo y antinatural, donde el sistema de control del crecimiento, guiado por la visión, se desregula.

6. Teorías Genéticas

La teoría genética está basada en una herencia multifactorial de más de 400 loci genéticos asociados encontrados en los estudios GWAS. Los patrones hereditarios son autosómico dominante/recesivo para la miopía alta y poligénica con influencia ambiental para la juvenil (genes implicados: APLP2, ZFHX1B, GJD2, RASGRF1 que regulan el crecimiento ocular y la señalización retiniana).

Sin embargo, la teoría genética actualmente integra los factores hereditarios con los ambientales (teoría de la susceptibilidad genética modulada por el ambiente). Los genes no causan la miopía directamente, sino que determinan la susceptibilidad de un individuo a los factores ambientales desencadenantes (como el trabajo cercano o la falta de luz solar). El aumento actual de la miopía se debe a que niños genéticamente susceptibles están ahora expuestos de forma masiva y prolongada a un ambiente altamente miopizante (escuela + pantallas + menos tiempo en el exterior).

No existe por tanto una única teoría de la miopía. El consenso científico actual es que es un trastorno de la emetropización (el proceso por el cual el ojo alcanza su longitud correcta), donde múltiples vías (ópticas, bioquímicas y genéticas) convergen para provocar un crecimiento ocular excesivo, impulsado principalmente por los cambios radicales en nuestro entorno visual y estilo de vida.

Una visión moderna y consolidada de la miopía sería la de un problema causado por una interacción Gen-Ambiente-Desarrollo. Y una posible cascada de sucesos sería la siguiente:

- Predisposición. Un individuo nace con una cierta susceptibilidad genética.
- Desencadenante ambiental. Un estilo de vida con poca luz solar brillante (que reduce la dopamina retiniana) y mucho trabajo en visión cercana (que provoca un patrón de desenfoque periférico hipermetrópico) inicia el proceso.
- Señalización. Este entorno visual envía señales anómalas a través de la retina.
- Crecimiento. Estas señales desencadenan cambios bioquímicos en la coroides (la capa vascular del ojo) y la esclerótica, haciendo que esta última se remodele y se vuelva más extensible.
- Resultado Anatómico. La presión intraocular, ahora contra una esclerótica más débil, produce la elongación axial permanente del globo ocular, que es la esencia de la miopía.

¿Da igual el número de dioptrías de miopía, o cada dioptría importa?

La miopía de forma cuantitativa, suele clasificarse en función del número de D. Según el Instituto Internacional de la Miopía (IMI), en miopía baja y miopía alta.

La miopía baja es aquella en que el error refractivo, con la acomodación relajada, es mayor de 0,50 D y menor a 6 D, considerándose a partir de ahí la miopía como alta.

Sin embargo, se considera más importante la clasificación de la miopía según la longitud del ojo -longitud axial (LA)-, ya que este es el parámetro anatómico más directamente relacionado con la severidad y el riesgo de complicaciones visuales de la miopía. A diferencia de la clasificación por D, esta se centra en la medida física del ojo. La clasificación más utilizada en la práctica clínica e investigadora, es:

Miopía baja o leve: LA < 24,0 mm (≈ < 3,00 D)

Miopía moderada: LA de 24,0 a 26,0 mm (≈ de 3,00 D a 6,00 D)

Miopía alta y patológica: LA > 26,0 mm (≈ > 6,00 D)

Miopía severa (generalmente patológica): LA de 28,0 a 30,0 mm o más (≈ > 10,00 D)

La longitud axial de 26 mm es el umbral crítico. Superarla define la miopía alta o patológica, donde el estiramiento mecánico del globo ocular comienza a causar daños estructurales irreversibles en las capas internas del ojo.

Es importante conocer que la equivalencia de la LA con las D es aproximada. Un ojo con una córnea más plana (mayor radio de curvatura) puede tener una miopía en dioptrías menor que otro con la misma LA, pero una córnea más curva. La LA es el predictor más fiable del riesgo futuro de la miopía.

La miopía, ¿es una enfermedad o es un defecto refractivo?

La miopía, con excepción de la denominada miopía patológica a la que dedicaremos un capítulo de este libro, no se considera una enfermedad, sino un defecto refractivo del ojo. Lo que sí ocurre es que al aumentar su valor dióptrico aumenta el riesgo de enfermedades oculares asociadas. Es decir, no es enfermedad, pero puede predisponer a ellas. Cuando la miopía es alta, aumenta el desprendimiento de retina, la degeneración macular miópica, el glaucoma y las cataratas pueden aparecer a edades más tempranas. Son las denominadas comorbilidades de la miopía de las que hablaremos al tratar la miopía como un problema de salud pública. Por ello, hoy en día, se considera que la detección precoz de la miopía, para ser tratada con técnicas de control de su evolución, es muy importante: cada dioptría de miopía evitada importa. El objetivo es que la miopía no alcance o supere las 6 D en donde los riesgos de comorbilidades empiezan a aumentar y algunas de estas lo hacen exponencialmente.

¿Es reversible la miopía?

La miopía axial, aquella producida por el incremento de la longitud de ojo, que es la mayoritaria, no es reversible. Una vez que la esclerótica ha cedido a la presión intraocular permitiendo el crecimiento del ojo este no vuelve a la posición anterior.

Ahora bien, antes del cambio axial se producen unos cambios en la coroides (disminución de su grosor) que la hacen más delgada. Este hecho produce una mayor LA y miopía. Pasará un tiempo en que estos cambios coroideos induzcan los cambios en la estructura de la esclerótica para que esta ceda. Y ese cambio coroideo sí puede ser reversible si se trata, como veremos más adelante, con técnicas de higiene visual o de prevención de miopía. Pero, en cualquier caso, se trata de pequeñas recuperaciones.

Existe, por el contrario, una condición denominada pseudomiopía, también llamada miopía funcional o espasmo de acomodación, que produce una miopía que es transitoria y que se recupera con el tratamiento adecuado (con fármacos como los ciclopléjicos y/o con entrenamiento visual). La pseudomiopía, es una condición en la que aparece una visión borrosa de lejos que simula una miopía verdadera, pero está causada por un espasmo del músculo ciliar, no por un alargamiento permanente del ojo (elongación axial). El músculo ciliar, encargado de modificar el cristalino para enfocar de cerca, no logra relajarse por completo cuando el ojo intenta mirar de lejos, manteniendo al cristalino con una forma que enfoca las imágenes por delante de la retina. Es, por tanto, un desorden funcional, no estructural. Es la respuesta del sistema visual a un estrés acomodativo sostenido. Su reconocimiento es crucial para evitar tratamientos y diagnósticos miópicos incorrectos.

Para ayudar a descartarla y conocer el verdadero estado miópico, se utiliza la cicloplejía que es un estado farmacológicamente inducido en el que se paraliza el músculo ciliar del ojo, que como hemos dicho es el responsable de la acomodación que permite el enfoque a diferentes distancias. Cuando se paraliza la actividad de este músculo, el ojo pierde totalmente su capacidad de enfocar de cerca, la pupila se dilata (midriasis) y se produce una visión borrosa cercana temporal, mayor sensibilidad a la luz y aumento de la presión intraocular. Razón por lo que está contraindicado en ojos con glaucoma de ángulo estrecho o predisposición. La cicloplejía también puede provocar efectos sistémicos por absorción a través de la mucosa nasal siendo los más importantes: hipertermia (especialmente con atropina), rubor facial, sequedad de boca y piel, taquicardia y síntomas neurológicos (menos comunes) como inquietud, irritabilidad, alucinaciones, delirio (con atropina en altas dosis), somnolencia, mareo o dificultad para orinar. Es por ello que, en ocasiones, se utilizan otras técnicas no farmacológicas como la retinoscopia dinámica o la retinoscopia de Mohindra que pueden ofrecer resultados, sino iguales, si similares. En cualquier caso, la refacción bajo cicloplejía se considera el *gold estándar* de la refracción sin efecto de la acomodación.

La diferencia en D entre una refracción bajo cicloplejia y sin ella varía significativamente con la edad, siendo máxima en la infancia. Esta diferencia se debe al tono acomodativo, que es la capacidad natural del ojo para enfocar de cerca, que es muy potente y variable en los niños y disminuye progresivamente con la edad. Las diferencias esperadas en la refracción con cicloplejía versus sin cicloplejía se estiman en, hasta 2 D en el recién nacido y lactante, hasta 1,50 D entre los 2 y 5 años, hasta 1 D entre los 6 y 12 años y hasta 0,75 D entre los 13 y 18 años. A partir de los 20 años la diferencia es mínima o nula.

¿Cuál es la prevalencia actual de la miopía? ¿Qué se espera en el futuro?

La prevalencia global de la miopía era del 34% en 2020, y se espera que llegue a ser del 50% en 2050, afectando a casi cinco mil millones de personas. Entre niños y adolescentes se estima que un 40% será miope en 2050, superando los 740 millones de casos.

Con los anteriores datos, la tasa de aumento de la miopía en la población general casi se duplicará de 2000 a 2050 y la de los niños y adolescentes se triplicará desde 1990.

La prevalencia no afecta a todas las partes del mundo por igual (tabla 1). Asia oriental (China, Corea, Taiwán, Japón, y Singapur, p. ej.) presenta una prevalencia del 80 al 97% en adultos jóvenes con una proyección para niños y adolescentes en 2050 del 69%. En EEUU se ha pasado del 25% de la población en general en los años 70 a un 42% en la actualidad. Por el contrario, África es la de menor prevalencia atribuyendo este hecho a diferencias en el estilo de vida y educación.

Algo particularmente preocupante es que este aumento general también se traduce en un incremento de la miopía alta, que es la que más riesgos conlleva. Se proyecta que afectará a casi 1.000 millones de personas (10% de la población) en 2050.

En Europa, la prevalencia de la miopía es significativamente menor que en Asia, aunque los datos más recientes en un metaanálisis paneuropeo señalan una prevalencia actual del 23,5% para el continente en su conjunto, con una tendencia clara al alza, variando ampliamente desde el 11,9% de Finlandia al 49,7% de Suecia. Por edad, en estudios con cicloplejía, en Europa se encontró un 5,5% en niños de 6 a 11 años, un 25,2% en adolescentes de 12 a 17 años y un 24,3% en adultos jóvenes (18 a 39 años). La prevalencia aumentó significativamente entre los periodos 2000-2010 y 2011-2022.

En España, los datos muestran una tendencia ascendente de la miopía, con cifras que varían según el grupo de edad y se prevé que continúen creciendo. En población total el 37% en 2021; en niños de 5 a 7 años el 20,4% en 2019, con un incremento notable respecto al 16,8% de 2016; en adolescentes de 9 a 19 años el 25,7% en 2022; en jóvenes universitarios de 17 a 27 años el 62.5% (aproximadamente 6 de cada 10) en 2022. Las estimaciones futuras para España son de que alcance el 30% en niños de 5 a 7 años en

2030 y en la población en general la previsión está alineada con la de la población mundial.

Tabla 1. Prevalencia de miopía estimada para cada región mundial de la miopía entre 2000 y 2050. Tabla reproducida con datos de: Holden BA, et al. Global Prevalence of Myopia and High Myopia and Temporal Trends from 2000 through 2050. Ophthalmology. 2016 May;123(5):1036-42.

	PREVALENCIA en %					
REGION	**2000**	**2010**	**2020**	**2030**	**2040**	**2050**
América Latina Andina	15,2	20,5	28,1	36,2	44,0	50,7
Asia Pacifico, clase alta	46,1	48,8	53,4	58	62,5	66,4
Australasia	19,7	27,3	36,0	43,8	50,2	55,1
Caribe	15,7	21,0	29,0	37,4	45,0	51,7
África Central	5,1	7,0	9,8	14,1	20,4	27,9
Asia Central	11,2	17,0	24,3	32,9	41,1	47,4
Europa Central	20,5	27,1	34,6	41,8	48,9	54,1
América Central	22,1	27,3	34,2	41,6	48.9	54,9
Este de África	3,2	4,9	8,4	12,3	17,1	22,7
Este de Asia	38,8	47,0	51,6	56,9	61,4	65,3
Europa Oriental	18	25,0	32,2	38,9	45,9	50,4
Norte de África y Medio Este	14,6	23,3	30,5	38,8	46,3	52,2
Norteamérica, clase alta	28,3	34,5	42,1	48,5	54,0	58,4
Oceanía	5,0	6,7	9,1	12,5	17,4	23,8
Sur de Asia	14,4	20,2	28,6	38,0	46,2	53,0
Sudeste de Asia	33,8	39,3	46,1	52,4	57,6	62,0
África Meridional	5,1	8,0	12,1	17,5	23,4	30,2
América Latina Meridional	15,6	22,9	32,4	40,7	47,7	53,4
América Latina Tropical	14,5	20,1	27,7	35,9	43,9	50,7
Oeste de África	5,2	7,0	9,6	13,6	19,7	26,8
Europa Occidental	21,9	28,5	36,7	44,5	51,0	56,2
GLOBAL	22,9	28,3	33,9	39,9	45,2	49,8

Cuando se analizan datos de prevalencia, no solo en España sino en cualquier lugar del mundo, nos encontramos con diferencias entre las estimaciones que a veces son muy importantes. Esto es debido a la forma de obtener la refracción, con o sin ciclopejía. Obteniéndose mayores valores de prevalencia cuando el examen refractivo se hace sin cicloplejia.

En el caso de España, el lector puede encontrar publicaciones de prevalencias bien distintas p. ej. en niños de 5 a 7 años. Parece ser que las estimaciones están sobre o infravaloradas, no solo por la forma de obtención de la refracción, sino también por efecto de sesgos de selección y de otros vicios en la obtención y análisis de la muestra. Sea como fuera la prevalencia es alta y las previsiones de tendencia en el futuro van en la línea de lo encontrado en todo el mundo.

¿El confinamiento producido por la COVID-19 aumentó la prevalencia de la miopía en el mundo?

Los estudios a nivel mundial son claros, la COVID-19 y las medidas de confinamiento asociadas provocaron un aumento significativo y acelerado en la prevalencia de la miopía, especialmente en niños en edad escolar. Un estudio en China con más de 1 millón de estudiantes encontró que la prevalencia general de miopía aumentó del 52,9% al 59,4% en solo seis meses durante la cuarentena. La incidencia (casos nuevos) casi se duplicó, pasando del 8,5% al 13,6% en el mismo periodo. Los niños de 6 a 8 años fueron los más afectados. Un estudio de seguimiento de 5 años en China mostró que, para 2020, la prevalencia en niños de 6 años se triplicó (pasando de 5,7% a 21,5%), y hubo un cambio miópico significativo (aproximadamente de 0,30 D) en solo seis meses, un ritmo mucho mayor que en años anteriores. Además, durante el confinamiento por la COVID-19, la miopía en niños progresó más rápidamente en comparación con el periodo prepandemia. La media de cambio fue de 0,83 D en el equivalente esférico y un alargamiento axial de 0,36 mm.

Investigaciones en otras regiones confirman el impacto. Así, en Israel en un estudio con más de 100.000 niños de 5 años concluyó que la prevalencia de miopía no corregida se triplicó tras el confinamiento, pasando de un promedio del 3,7% al 12,6% en 2023. El riesgo de miopía en 2023 fue 2,7 veces mayor que en el periodo 2018-2019. Algo similar se ha reportado en España. Tras la pandemia de la COVID-19, se estima que en nuestro país la prevalencia en niños de 5 años se triplicó.

Los factores principales que impulsaron este incremento son los cambios en el estilo de vida durante el confinamiento, disminución drástica del tiempo al aire libre y la exposición a la luz solar natural, aumento masivo del tiempo frente a pantallas para educación en línea y ocio e incremento del trabajo en visión cercana (lectura, estudio). De todos estos factores y de su influencia en la miopía hablaremos en el siguiente capítulo.

Capítulo 2. MIOPÍA JUVENIL

El desarrollo ocular desde el nacimiento a los 6 años: emetropización

La emetropización es el proceso fisiológico por el cual el ojo, durante su desarrollo postnatal (principalmente en la infancia y la niñez), ajusta sus componentes ópticos (LA, curvatura corneal y poder del cristalino) para lograr un estado de emetropía. Es decir, que las imágenes de los objetos lejanos se enfoquen sobre la retina sin necesidad de acomodación. Este proceso depende de la calidad de la imagen retiniana y suele ser más activo en los primeros años de vida, extendiéndose generalmente hasta los 6-8 años, aunque puede continuar ajustándose hasta la adolescencia.

El ojo humano al nacer suele ser hipermétrope porque el globo ocular es más corto en LA. Durante el crecimiento, ocurren cambios coordinados en varias estructuras:

- Crecimiento del globo ocular (aumento de la LA)

La LA aumenta progresivamente. Para alcanzar la emetropía, el crecimiento debe ser proporcional al poder dióptrico de los medios refractivos (córnea y cristalino). Si el ojo crece demasiado, se tiende a la miopía; si crece poco, persiste la hipermetropía.

- Aplanamiento de la córnea

En el recién nacido, la córnea es más curva y tiene un mayor poder dióptrico [(*)] (≈ +53 D vs ≈ +43 D en adulto). Durante el primer año de vida, la curvatura corneal se va aplanando, reduciendo su poder refractivo.

- Cambios en el cristalino

El cristalino también reduce su poder dióptrico al aplanarse ligeramente y disminuir su índice de refracción relativo. Además, la capacidad de acomodación es mayor en la infancia, lo que puede influir en las señales de desenfoque retiniano que guían la emetropización.

---

[*] Cuando decimos que una estructura ocular (p. ej. la córnea) tiene poder positivo o negativo, nos referimos estrictamente a la dirección en que dicha estructura desvía la luz y al tipo de lente que representa. En el caso específico del ojo humano sano, la córnea y el cristalino tienen poder positivo. Decir que la córnea tiene poder positivo significa que actúa como una lente convergente. En las lentes compensadoras o de cualquier tipo, el signo indica la dirección del poder de la lente: (-) para miopía y (+) para hipermetropía. El número que acompaña al signo (p. ej. -2,00) indica la cantidad o grado de ese defecto.

La combinación del aplanamiento corneal y cambios en el cristalino hace que el ojo reduzca su potencia óptica total mientras la LA aumenta, logrando un equilibrio emetrópico. Lo más importante es que estos cambios no ocurren de forma aislada, sino que están acoplados. El sistema ocular usa el desenfoque retiniano (borrosidad de la imagen y en concreto la borrosidad hipermetrópica, y no la miópica que por el contrario lo paraliza) como señal para regular el aumento de la LA. Este mecanismo está mediado por factores bioquímicos y neuromoduladores en la retina y la coroides.

Hasta no hace mucho tiempo se consideraba que lo idóneo era alcanzar la emetropía. Entendiendo esta por 0 D a los 6 – 8 años. Sin embargo, en la actualidad se considera idóneo una ligera hipermetropía a esas edades considerando que la emetropía, en personas predispuestas, conduce a la aparición futura de la miopía.

¿Qué es la premiopía?

Actualmente, según el IMI, un estado refractivo de un ojo de ≤ +0,75 D y > -0,50 D en niños, donde una combinación de la refracción de base, la edad y otros factores de riesgo cuantificables proporcionan una probabilidad suficiente del desarrollo futuro de miopía se denomina como premiopía y aconseja la asunción de intervenciones preventivas como las que hablaremos más adelante.

En función de la edad, la reserva hipermetrópica insuficiente es distinta. A los 6-7 años lo es una hipermetropía ≤ +0,75 D, a los 7-8 años ≤ +0,50 D, a los 9-10 años ≤ +0,25 D y a partir de los 11 años aproximadamente, graduación neutra (0,00 D) o negativa.

Además, en estas edades, una disminución de más de 0,50 D de hipermetropía en un año, o un crecimiento acelerado de la LA del ojo (medido con biometría), es una señal de alerta muy fuerte de futura miopía en premiopes. Los antecedentes familiares (uno o dos progenitores miope) y determinados estilos de vida y entorno visual incrementa el riesgo de miopía futura.

Cuáles son los factores predisponentes a la miopía conocidos a día de hoy

Los factores predisponentes a la miopía juvenil son complejos y actúan en conjunto. La evidencia científica los clasifica principalmente en dos grandes grupos: factores genéticos/individuales (que definen la susceptibilidad) y factores ambientales/ conductuales (que desencadenan o aceleran el desarrollo de la miopía).

A continuación, se presenta un resumen basado en la evidencia actual:

- Genética y Antecedentes Familiares

Riesgo muy alto. Un progenitor miope triplica el riesgo, dos progenitores lo multiplican por 6 o 7. Hay múltiples genes identificados, muchos relacionados con el crecimiento del ojo. La evidencia es sólida y es el principal factor de riesgo no modificable.

- Etnia

Riesgo elevado en poblaciones de Asia Oriental (p. ej., China, Singapur, Corea), riesgo intermedio en Medio Oriente y Europa y menor riesgo en África, aunque está aumentando con la urbanización. La evidencia es sólida. La prevalencia de la miopía puede superar el 80-90% en jóvenes urbanos del este de Asia.

- Sexo

Riesgo ligeramente mayor en mujeres. Algunos estudios sugieren una mayor incidencia y progresión, posiblemente ligada a factores hormonales o a tasas de crecimiento ligeramente diferentes. La evidencia es moderada e inconsistente. Las diferencias suelen ser pequeñas y no siempre significativas.

- Tiempo al Aire Libre

Se trata de un factor protector fuerte. La luz solar brillante estimula la liberación de dopamina en la retina, un neurotransmisor que frena el crecimiento axial excesivo del ojo. La evidencia es muy sólida. Metaanálisis confirman que aumentar de 10 a 14 horas por semana las actividades al aire libre reducen la incidencia en ~50%.

- Tiempo en Visión Cercana (Educación/Dispositivos digitales)

Es un factor de riesgo claro. El trabajo prolongado en cerca (lectura, escritura) y el acomodativo (enfoque en visión de cerca) se asocia con señales bioquímicas que estimulan el alargamiento ocular. La evidencia es sólida. Más que el dispositivo en sí, influye la distancia de trabajo (<30 cm) y la duración continua.

- Ambiente Urbano vs. Rural

El riesgo es significativamente mayor en entornos urbanos. Esto agrupa múltiples factores como menos tiempo al aire libre, mayor carga educativa, espacios confinados. Posee una evidencia sólida.

- Contaminación del Aire

Es un factor de riesgo emergente. Se asocia con inflamación ocular y con la reducción de la luz ultravioleta B que llega a la retina. Los estudios muestran correlación con mayor prevalencia de miopía. La evidencia es moderada pero creciente. Suele ser difícil de separar de otros factores urbanos.

¿Una vez que aparece, tiene la misma o similar progresión en todos los casos? La importancia de la edad de aparición

Además de los factores predisponentes de riesgo generales, existen predictores cuantitativos y medibles que permiten identificar con alta precisión a los niños con mayor probabilidad de desarrollar miopía juvenil. Estos son los parámetros clave que evalúan los especialistas en control de miopía.

Los principales factores predictores cuantitativos, son:

- Refracción

Hipermetropía residual ≤ +0,75 D a los 6-7 años (revisar el apartado de premiopía).

- LA (Percentiles)

Existen publicaciones de los percentiles de probabilidad de miopía, y su cuantía, según la edad. Estar en un percentil mayor de 50 para su edad es de riesgo, estarlo en un percentil mayor de 75-90 es de alto riesgo. En general, un crecimiento >0,2 mm/año se considera elevado y predictor de aumento rápido de la miopía.

- Ratio LA/Poder Corneal (LA/PC)

Una ratio LA/PC alto indica un ojo largo para su poder corneal y predice la miopía incluso antes de que la refracción sea negativa. Muy útil en la premiopía.

- Sueño (Duración y calidad)

Menos de 8 horas por noche en niños mayores se cree es un predictor. La evidencia es emergente pero consistente. La falta de sueño altera los ritmos circadianos y la liberación de dopamina retiniana, un freno natural para el crecimiento ocular. Los adecuados niveles de melatonina–dopamina, indispensables para mantener un ritmo circadiano adecuado se consiguen con ciclos de oscuridad total y de exposición a luz solar de alta intensidad. El ritmo y la forma de vida actual, por la existencia de luz artificial y los hábitos de uso de dispositivos digitales durante la noche, afecta a esos niveles alterando el sueño y se cree está involucrado en la miopía.

- Retraso Acomodativo (LAG)

El LAG es el error de enfoque cuando miramos de cerca. Un LAG > +0,50 D (enfoque por detrás de la retina) es una señal óptica potente que estimula el alargamiento del ojo.

Mientras que los factores predisponentes (como la genética) definen la susceptibilidad de fondo, los factores predictores cuantitativos (refracción, LA, ratio LA/PC, LAG acomodativo) son las señales de alerta medibles que indican que el proceso de desarrollo de la miopía ya está en marcha. Su medición y seguimiento son la base del control de miopía moderno y basado en la evidencia.

La edad de aparición es uno de los factores más críticos para predecir la progresión de la miopía juvenil y el grado final que alcanzará. Cuanto antes aparece, mayor es el riesgo de desarrollar una miopía alta. La previsión de evolución según la edad en que aparece es la siguiente:

- Antes de los 10 años, riesgo de una evolución excesiva y mayor probabilidad de miopía alta.
- Entre 10 y 15 años, riesgo de una evolución fuerte.
- Entre 16 y 20 años, riesgo de una evolución moderada.
- A partir de los 20 años, evolución leve.

¿Cuándo se estabiliza?

El crecimiento del ojo no es uniforme. Se puede dividir en dos fases principales:

1. Crecimiento emetropizador (infancia y niñez): desde el nacimiento hasta aproximadamente los 10-12 años. Este es el período crucial de la emetropización. El crecimiento es muy activo y regulado por la visión. Al nacer la longitud axial es ~16,5 mm, a los 3 años de ~22,5 mm (crecimiento muy rápido) y a los 13 años ~23,5 mm (el crecimiento se desacelera).

2. Crecimiento residual (adolescencia y adultez temprana): desde el final de la fase emetropizadora hasta alrededor de los 20-25 años. El ojo sigue alargándose a un ritmo mucho más lento (aproximadamente 0,1 mm por año), pero este crecimiento es más pasivo y predecible, ligado al crecimiento general del cuerpo. El adulto emétrope presenta una longitud axial ~24,0 mm. El crecimiento total desde el nacimiento es de aproximadamente 7,5 mm.

La clave no es que el ojo deje de crecer, sino que lo haga de forma coordinada. La emetropía no es un estado estático, sino un equilibrio dinámico que se mantiene activamente durante el desarrollo. Un ojo emétrope es aquel cuyo crecimiento axial y la reducción de su potencia dióptrica ocurren de forma perfectamente sincronizada, guiados por este mecanismo activo. La miopía aparece cuando este mecanismo falla, típicamente porque el ojo ignora la señal de "frenar" y crece demasiado rápido o durante demasiado tiempo, rompiendo el delicado equilibrio.

En la mayoría de los casos, la miopía simple juvenil se estabiliza entre los 18 y los 25 años. El 50% de la miopía suele estar estable a los 15 años, el 75% a los 18, el 90% a los 21 y el 96% a los 24. No parece tener influencia el sexo ni los antecedentes genéticos en la estabilización de la miopía, pero sí la etnia. En un estudio llevado a cabo en EEUU (COMET study) se encontró que la edad media de estabilización fue más baja en africanos americanos (13,82 ± 0,38 años) y la más tardía en blancos (16,35 ± 0,29 años). Los asiáticos e hispanos mostraron su estabilización en valores intermedios a los anteriores.

La miopía alta suele estabilizarse más tarde, generalmente entre los 20 y los 30 años.

Conceptos de corrección (o compensación), control y manejo de la miopía

Los tres términos son definidos por el IMI y forman un sistema progresivo de atención visual. Podríamos visualizarlo como una pirámide donde la corrección es la base necesaria, el control es el nivel terapéutico, y el manejo (en inglés, *management*) es el enfoque integral que lo engloba todo.

Corrección de la Miopía (*Myopia Correction*)

Son los dispositivos o intervenciones para corregir el error de enfoque y optimizar la agudeza visual (AV) a distancia, sin la intención de ralentizar la progresión de la miopía. Su objetivo principal es proporcionar visión clara y nítida. Incluye las gafas con lentes oftálmicos convencionales, las lentes de contacto monofocales y la cirugía refractiva. Es un componente fundamental pero insuficiente por sí solo para alguien cuya miopía está progresando o tiene riesgo de hacerlo. Representa el enfoque tradicional.

Control de la Miopía (*Myopia Control*)

Es la aplicación clínica de intervenciones específicas y basadas en la evidencia, destinadas a ralentizar la progresión de la miopía y la elongación axial. Su objetivo principal es el de reducir la tasa de aumento para disminuir el riesgo futuro de complicaciones asociadas a la miopía alta (comorbilidades). Incluye los tratamientos como lentes de contacto (LC) de ortoqueratología (OK), LC de desenfoque periférico, gafas con lentes especiales, colirios de atropina en dosis bajas y otros de los que hablaremos a continuación. Incluye monitoreo obligatorio de la eficacia mediante refracción ciclopléjica y/o medida de la LA. Es un componente terapéutico esencial dentro del manejo integral. Según el IMI, este término debe usarse solo para productos con eficacia demostrada en ensayos clínicos.

Manejo de la Miopía (*Myopia Management*)

Es un enfoque integral y basado en la evidencia para la atención de pacientes con miopía o en riesgo de desarrollarla (premiopía). Incluye prevención, evaluación de riesgo, detección precoz, corrección, recomendaciones de estilo de vida, intervenciones de control y manejo de complicaciones a largo plazo. El objetivo principal es el de abordar la salud ocular a lo largo de toda la vida del paciente, más allá de solo proporcionar visión clara para hoy. Los elementos que incluye son: evaluación de riesgo y educación del paciente, corrección óptica apropiada, control activo de la progresión, recomendaciones de estilo de vida, monitoreo periódico de la refracción y la LA y el manejo a largo plazo de posibles complicaciones.

Es el concepto más amplio. El IMI recomienda que "Manejo de la Miopía" sea el término preferido en la comunicación con pacientes y familiares, ya que describe el plan de atención holística.

¿Cómo podemos controlar la evolución de la miopía hoy en día?

Actualmente, se cuenta con distintos tratamientos para el control de la progresión de la miopía. Los podemos dividir en ópticos, farmacológicos, basados en la luz monocromática o solar y otros.

Los tratamientos ópticos se basan en la utilización de lentes oftálmicas o LC especiales, diseñadas para tal fin. En estas se incluye la OK una de las primeras técnicas empleadas que consiste en el uso de LC rígidas permeables al gas (RPG) durante la noche para remodelar temporalmente la córnea.

Los farmacológicas, aunque se han investigado distintos fármacos como la pirenzepina, el ciclopentolato, el timolol, los agonistas α2-adrenérgicos e inhibidores de metaloproteasas, hoy en día la de mayor utilización es la atropina a distintas dosis.

Otros tratamientos, minoritarios, están relacionados con determinados suplementos alimentarios u otros fármacos como el Difrarel o la 7-metylxantina.

El empleo de la luz solar o luz monocromática de distintas longitudes de onda (violeta, azul o roja) son otro tipo de tratamientos actuales.

Las medidas de comportamiento y estilo de vida, como limitar el tiempo en actividades de visión cercana (pantallas, lectura), seguir la regla 20-20-20 (mirar a lo lejos a 6 metros -20 pies- o más, durante 20 segundos cada 20 minutos) o mantener una buena iluminación al trabajar en interiores son medidas que suelen complementar a los tratamientos mencionados.

¿Cuáles son los mecanismos de acción de los distintos tratamientos actuales de control de miopía? ¿Son todos igual de eficaces?

Los mecanismos de acción y eficacia de los distintos tratamientos mencionados para el control de la miopía (CM) son los siguientes:

1. Tratamientos ópticos

Lentes oftálmicas

Mecanismo de acción. Las lentes oftálmicas bifocales y progresivas (multifocales) tradicionales tienen una eficacia limitada y no constante para controlar la progresión de la miopía, y no se consideran hoy en día como tratamientos de primera línea. Su efecto modesto se basa en reducir el esfuerzo de acomodación durante tareas de visión cercana, algo que los estudios clínicos más recientes no respaldan como la estrategia principal para frenar la miopía.

Hoy en día, cuando se habla de "gafas para control de miopía", generalmente se hace referencia a lentes de diseño completamente nuevo, no a los bifocales/progresivos tradicionales.

Estas lentes modernas están diseñadas para crear una imagen de desenfoque miópico en la retina periférica, un mecanismo respaldado por mucha más evidencia científica o reducir el contraste de la imagen en retina.

Todas buscan corregir la visión central (proporcionar nitidez) mientras modifican la señal visual en la retina periférica, que es clave en el control del crecimiento ocular. Los dos mecanismos principales son: 1. Inducción de un desenfoque miópico periférico en la retina (lentes con tecnología DIMS (*Defocus Incorporated Multiple Segments*), HAL (*Highly Aspherical Lenslets*) o ZEISS MyoCare) (figura 4) o 2. Modulación de contraste retiniano, cuyo objetivo es reducir suavemente el contraste de la imagen que llega a la retina, sin comprometer la visión central (lentes *Diffusion Optics Technology* (DOT) de SightGlass Vision).

Eficacia. Las lentes oftálmicas bifocales por sí solas, no mostraron una eficacia estadísticamente significativa para ralentizar el crecimiento del ojo (elongación axial). En otras palabras, su efecto no se distingue del uso de lentes monofocales corrientes.

Las lentes progresivas (multifocales) mostraron un efecto modesto en ralentizar el cambio de graduación (progresión refractiva), pero sin un efecto significativo en el control del crecimiento del ojo, que es el factor de riesgo principal para las complicaciones de la miopía alta.

Sin embargo, las lentes bifocales/progresivas sí pueden ser eficaces cuando se combinan con otros tratamientos, como la atropina. Esta combinación figura entre las intervenciones eficaces en los estudios de tratamientos combinados.

La eficacia de las lentes oftálmicas actuales de control de miopía, como las anteriormente mencionadas varía entre los distintos estudios realizados, pero ofrecen una reducción en la progresión de la miopía y del crecimiento del ojo, generalmente en un rango del 20% al 70% en comparación con lentes monofocales, dependiendo del diseño de la lente y del paciente.

Lentes de contacto hidrofílicas

Mecanismo de acción. Las LC hidrofílicas (blandas) para el CM son una opción muy eficaz, diseñada específicamente para modificar las señales ópticas que influyen en el crecimiento del ojo. Utilizan tres principios ópticos diferenciados: el desenfoque miópico periférico (Dual-focus), la profundidad de foco extendida (EDOF) o la óptica asférica. Persiguen el mismo objetivo fundamental, similar al de las lentes oftálmicas, de modificar la imagen que se forma en la retina periférica para frenar el crecimiento excesivo del ojo.

Eficacia. La eficacia promedio según estudios es de reducción de la progresión de la miopía en un 30–60 % y una reducción del alargamiento axial del ojo de ≈ 40–50 %.

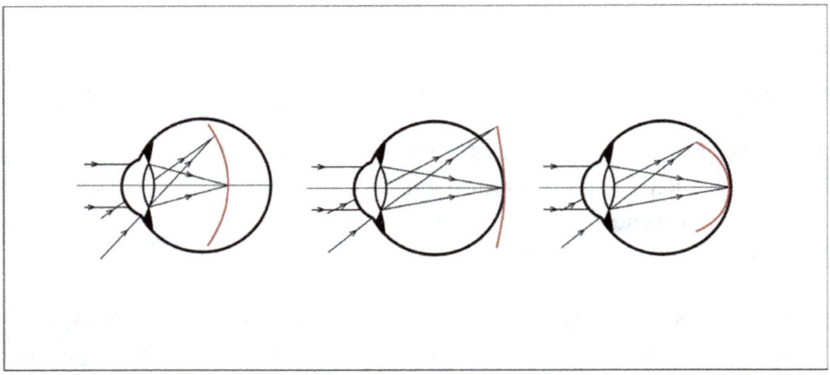

Figura 4. Esquema de la focalización central y periférica en un ojo miope no compensado a la izquierda, con compensación tradicional (enfoque central y focalización hipermetrópica periférica) en el centro y optima corrección central con miopización periférica a la derecha. La situación de hipermetropía relativa periférica e hipermetropía periférica de los esquemas de la izquierda y del centro se entiende, a día de hoy, que es un estímulo para el crecimiento axial. Sin embargo, la miopía periférica del esquema de la derecha, obtenida con tratamientos ópticos de CM, un freno. Elaboración propia.

Lentes de contacto rígidas. Ortoqueratología

Las LC RPG para el CM incluyen dos enfoques principales, con mecanismos y eficacia distintos: la OK o las RPG multifocales de uso diurno (RPG-MF).

Mecanismo de acción

OK. Lentes de uso nocturno con geometría inversa que aplanan el centro corneal y crean una disminución relativa de la curvatura en la periferia media. Esto genera un desenfoque miope periférico que frena el crecimiento axial. Además, induce aberración esférica positiva y altera el espesor coroideo.

LC RPG-MF. LC de uso diurno que suelen combinar una corrección central con zonas de desenfoque miope periférico en el diseño óptico (doble foco o asférico), aunque sin cambiar la forma corneal.

Eficacia

OK. Alta y bien establecida que reduce la progresión de la miopía en 30-63% en comparación con gafas monofocales.

LC RPG-MF. La evidencia es mixta y contradictoria, desde un estudio que mostró una reducción significativa del crecimiento axial del 46% a 1 año a otro que no encontró diferencias significativas frente a las gafas convencionales.

2. Tratamientos farmacológicos

El tratamiento farmacológico más efectivo para controlar la progresión de la miopía juvenil, de todos los que se han investigado, es la instilación de atropina a baja concentración.

Mecanismo de acción. El mecanismo exacto no se conoce con total certeza, pero los investigadores tienen varias teorías sólidas como la modulación bioquímica. Se cree que la atropina actúa a nivel de la retina y la esclera, alterando señales bioquímicas que controlan el crecimiento del globo ocular. Aunque es un fármaco que tradicionalmente dilata la pupila (ciclopléjico), su efecto en el CM no se debe solo a esta propiedad, ya que otros fármacos con capacidad ciclopléjica no han mostrado la misma eficacia. Además de ralentizar el crecimiento axial, se ha observado que la atropina produce un engrosamiento de la coroides, la capa vascular del ojo cuyo adelgazamiento se asocia con la progresión miópica.

Eficacia. La eficacia y los efectos secundarios de la atropina dependen directamente de su concentración. La atropina al 0,01% es actualmente considerada la opción con el mejor perfil de eficacia y seguridad para uso prolongado en niños.

Concentración de 0,01%. Eficaz en un 50-60% en la reducción del crecimiento ocular.

Concentraciones de 0,05% / 0,1% / 0,5%. Aún más eficaces.

Concentración de 1,0%. La más eficaz, pero con un efecto rebote muy significativo y efectos secundarios elevados, incluyendo efectos sistémicos.

Debe de tenerse en cuenta que la atropina no corrige el defecto refractivo por lo que el niño debe de utilizar un sistema de corrección sean gafas o LC tradicionales o de CM.

3. Tratamientos basados en luz

Los tratamientos de CM basados en luz natural y diferentes longitudes de onda son un área de investigación en aumento. La evidencia sugiere que su eficacia varía significativamente según el tipo de luz, su mecanismo de acción y el objetivo (prevención vs. control de la progresión).

Luz Natural

Mecanismo de acción. Efecto multimodal por alta intensidad lumínica, desenfoque periférico reducido, miosis pupilar (aumento de la profundidad de foco), actividad visual a distancia y sincronización circadiana.

Eficacia comprobada. Alta para la prevención al reducir el riesgo de aparición. Su papel en ralentizar la progresión en ojos ya miopes es limitado o clínicamente ineficaz.

Luz Violeta

Mecanismo de acción. No del todo claro, pero se estudia su posible interacción con la señalización retiniana.

Eficacia comprobada baja y en investigación. Estudios experimentales en animales fueron prometedores, pero ensayos clínicos en niños mostraron poco efecto en el crecimiento ocular.

Luz Azul (azul-turquesa, ~450-500 nanómetros -nm-)

Mecanismo de acción. Estimulación retiniana que puede inducir la liberación de dopamina. También induce constricción pupilar.

Eficacia comprobada. Moderada pero prometedora para la prevención. Existe evidencia de su efecto inhibidor del alargamiento axial, siendo un componente clave del efecto protector de la luz natural. Se sigue investigando en dispositivos terapéuticos.

Luz Roja de Bajo Nivel (630-650 nm) (RLRL por sus siglas en inglés — *Repeated Low-Level Red Light*-, también llamada "red light therapy" en estudios científicos)

Mecanismo de acción. Distinto al de la luz natural. Se cree que mejora la función mitocondrial y el flujo sanguíneo en la coroides, aumentando su grosor transitoriamente y frenando el crecimiento axial.

Eficacia comprobada. Alta para el control de la progresión. Múltiples estudios clínicos, la mayoría en China, demuestran que ralentiza significativamente la elongación axial y la progresión miópica. Es una terapia activa, no un estilo de vida.

Basándonos en la evidencia actual, estas son las conclusiones más relevantes respecto a los tratamientos de CM basados en luz natural y monocromática:

- El tiempo al aire libre es indispensable para prevenir, pero insuficiente para controlar. Es recomendable más de 2 horas diarias en espacios abiertos y luminosos (más de 10.000 lux), fomentando juegos con visión lejana y no el uso de pantallas.
- La luz roja es un tratamiento, no un sustituto. La terapia de luz roja de bajo nivel se posiciona como un tratamiento efectivo para frenar la progresión en niños ya miopes. Sin embargo, aún presenta interrogantes importantes sobre su seguridad a largo plazo y mecanismo exacto, por lo que debe usarse bajo estricta supervisión médica. Aun no está aprobada para su uso en muchos países.
- La luz artificial interior no es equivalente. Aumentar la iluminación en aulas ayuda, pero no replica el complejo estímulo de la luz natural. Ni en intensidad ni en composición de longitudes de onda (λ). Las λ que componen la luz solar y las luces de interiores (incandescencia, LE o fluorescente) varía notablemente entre ellas (figura 5).

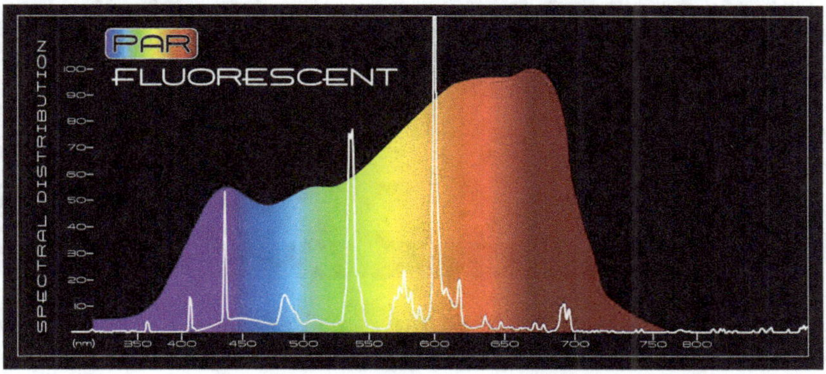

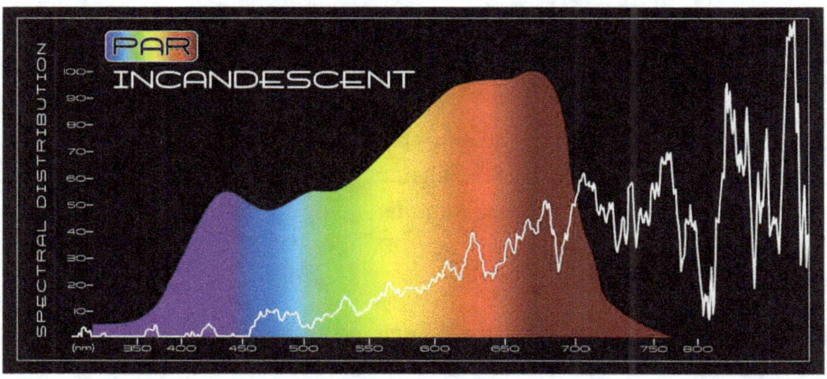

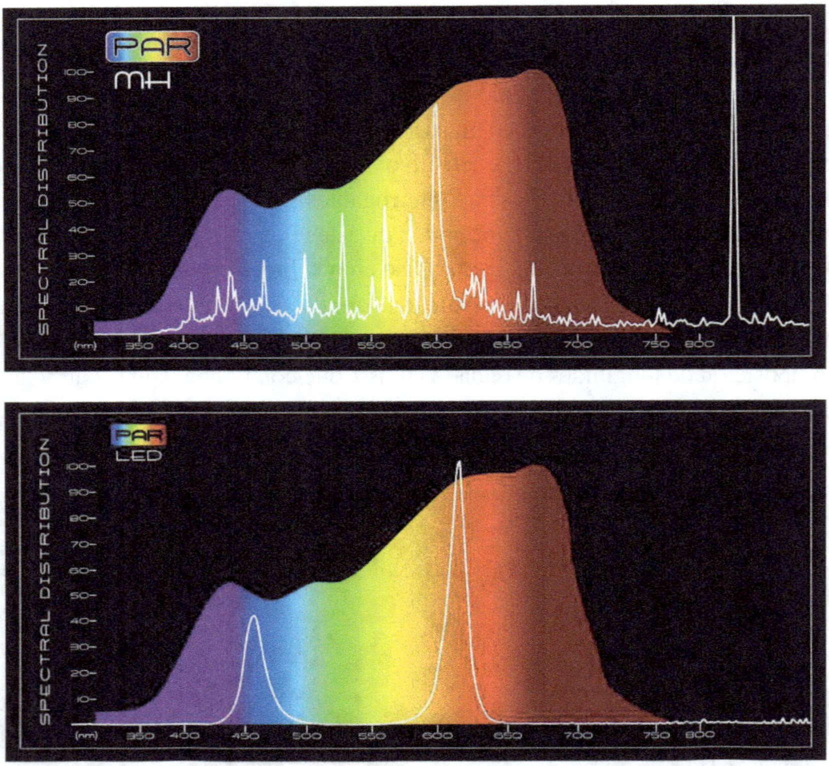

Figura 5. Diferencias en la composición de longitudes de onda entre la luz solar y algunas de interiores. De arriba abajo: fluorescente, incandescente, halógenas y LED. Las imágenes espectrales son cortesía de GrowLightingExpert, disponibles en Wikimedia Commons bajo licencia Creative Commons Atribución-CompartirIgual 3.0 No portada (CC BY-SA 3.0).

Otros tratamientos

Actualmente se barajan otros tratamientos para el CM, con mucha menos evidencia de la gran mayoría de las anteriores. Son, algunos suplementos nutricionales y algún otro fármaco como el Difrarel y la 7-metilxantina.

Suplementos nutricionales

Según la evidencia disponible, algunos suplementos nutricionales como el omega-3 muestran un mecanismo de acción plausible para prevenir o controlar la miopía. Sin embargo, su eficacia clínica demostrada aún es limitada y no se recomiendan como tratamiento principal, sino como complemento a estrategias con más evidencia como algunas de la anteriores comentadas.

Los distintos suplementos nutricionales estudiados son:

1. Omega-3 (Ácidos grasos poliinsaturados). Mejora de la perfusión sanguínea de la coroides, previniendo la hipoxia escleral, un factor clave en el alargamiento axial. Hay una fuerte evidencia preliminar, pero se necesitan de estudios longitudinales para confirmar la causalidad y definir dosis efectivas en humanos.

2. Carotenoides (luteína, zeaxantina, crocetina, astaxantina). Antioxidante y antiinflamatorio con protección de la función retiniana y posible regulación del crecimiento ocular. Evidencia limitada e inconsistente en estudios en humanos con ensayos clínicos pequeños, heterogéneos y de corta duración. Se observaron beneficios modestos, como menor elongación axial en un ensayo pediátrico con crocetina. La evidencia científica que relaciona la crocetina (el principal compuesto del azafrán) con el CM es limitada y preliminar. Los estudios existentes sugieren un efecto potencial, pero no está incluida entre los tratamientos con evidencia sólida. Los estudios disponibles, principalmente en animales y algunas revisiones, proponen que la crocetina podría frenar la miopía mediante dos mecanismos: 1. Aumento del grosor de la coroides al mejorar el flujo sanguíneo en esta capa vascular del ojo y 2. Refuerzo de la esclerótica. Algunas investigaciones sugieren que podría aumentar el diámetro de las fibras de colágeno en la esclera posterior, fortaleciéndola y haciéndola más resistente a su estiramiento.

3. Antocianinas (arándano, grosella negra). Efectos antioxidantes y vasculares; mejora del flujo sanguíneo ocular y la función visual en condiciones de poca luz. Evidencia muy limitada y preliminar. El fármaco denominado Difrarel está basado en estos efectos.

4. Dieta rica en grasas saturadas (en este caso como factor de riesgo). Posible asociación con resistencia a la insulina e inflamación, que podrían influir en el crecimiento ocular excesivo. Asociación observada, no causal. Los mismos estudios que encuentran un efecto protector del omega-3 reportan que una alta ingesta de grasas saturadas (mantequilla, aceite de palma, carne roja) se asocia con mayor riesgo de miopía y LA mayor en niños.

En resumen, la nutrición parece influir en la salud ocular general y podría ser un factor modificable en la ecuación de la miopía, pero se necesita más investigación.

Otros fármacos

Difrarel

El nombre "Difrarel" se asocia a un complemento alimenticio de venta sin receta en farmacias de Francia y otros países, que contiene un extracto de arándano (Vaccinium myrtillus) como principal activo. Según la información del producto y su prospecto, se indica tradicionalmente para el tratamiento complementario de los trastornos de la visión crepuscular y nocturna y de la miopía, así como para la prevención de cataratas. Su componente principal son las antocianidinas del arándano siendo su mecanismo principal, vascular y antioxidante. La posología mencionada es de 3 a 6 comprimidos al día, durante 20 días al mes. Otra presentación (Difrarel 100 mg) indica una dosis de 6 comprimidos al día para síntomas de insuficiencia venosa. No es un fármaco diseñado específicamente para detener la progresión de la miopía. Ninguna fuente menciona eficacia demostrada para este fin. Se debe consultar siempre con un médico antes de su uso, especialmente si hay alteración visual repentina o se está embarazada.

7-metilxantina

La 7-metilxantina es un metabolito natural de la cafeína. Funciona como antagonista de los receptores de adenosina y actúa fortaleciendo la estructura de la esclera para evitar que se alargue en exceso. Se trata de un fármaco oral y es el primer candidato para control farmacológico oral de la miopía. Fortalece la esclerótica aumentando el contenido de colágeno y el diámetro de sus fibras, contrarrestando el estiramiento excesivo del ojo. Especialmente estudiado y autorizado en Dinamarca desde 2009, aunque requiere más ensayos globales para confirmar su eficacia y generalizar su uso. Estudios clínicos muestran una reducción significativa pero no total de la progresión de la miopía. La eficacia es dosis-dependiente.

Su ventaja clave es la vía oral y el perfil de seguridad. Se propone como complemento a los tratamientos ópticos y la atropina tópica, especialmente en casos de progresión rápida. Tiene una vida media corta (unos 200 minutos), por lo que la dosificación óptima (1, 2 o 3 veces al día) aún se está definiendo. La mayoría de la evidencia proviene de estudios observacionales o ensayos en poblaciones danesas. Se necesitan ensayos aleatorizados y controlados más amplios para confirmar sus beneficios.

¿Se pueden combinar los distintos tratamientos en un determinado momento?

La combinación de tratamientos es una estrategia avanzada en el control de la miopía, que busca potenciar los efectos mediante mecanismos de acción complementarios. Según la evidencia actual, las combinaciones de fármacos y tratamientos ópticos son las más estudiadas y con mejores resultados seguida de la combinación de la terapia de luz roja con atropina o tratamiento óptico.

1. Ortoqueratología con atropina en dosis baja

Mecanismo de acción combinado. El desenfoque miópico periférico de la OK actúa sobre la retina, mientras la atropina interviene a nivel bioquímico en la retina y esclera. Sus efectos son aditivos y no antagónicos.

Eficacia y evidencia. Esta es la combinación con mayor y más sólida evidencia científica. Múltiples ensayos clínicos han demostrado que es significativamente más eficaz que cualquier tratamiento por separado para reducir la progresión de la miopía y el alargamiento axial.

2. Lentes de contacto blandas de desenfoque periférico con atropina

Mecanismo de acción combinado. Desenfoque miópico periférico más modulación bioquímica farmacológica.

Eficacia y evidencia. Alta. Evidencia clínica emergente que muestra que la combinación supera la eficacia de cada terapia sola, con un buen perfil de seguridad.

3. Lentes oftálmicas especiales con atropina

Mecanismo de acción combinado. Desenfoque miope periférico óptico más modulación bioquímica farmacológica.

Eficacia y evidencia: Moderada/Alta. La combinación es viable, aunque la evidencia es algo menor que en los casos anteriores. Es una buena opción para niños que no usan lentes de contacto.

4. Tratamientos ópticos más medidas de estilo de vida

Mecanismo de acción combinado. Corrección óptica con desenfoque periférico más aumento del tiempo al aire libre y reducción del trabajo cercano para aumentar la exposición a la luz natural y liberar dopamina retiniana.

Eficacia y evidencia. Moderada. El estilo de vida no es un tratamiento directo, pero es un coadyuvante esencial que potencia el efecto de cualquier terapia y es clave en prevención.

5. Tratamiento con luz roja con tratamientos ópticos o atropina

Mecanismo de acción combinado. La RLRL de baja intensidad (≈650 nm) actúa principalmente a nivel retino coroideo y escleral y se potenciaría con el efecto de la atropina y complementaria con el desenfoque periférico de las técnicas ópticas.

Eficacia y evidencia. Los estudios iniciales (sobre todo en población asiática) sugieren que la RLRL + gafas/lentes de desenfoque producen una mayor reducción que cada técnica por separado. La RLRL + atropina a baja dosis tiene un potencial efecto aditivo, aunque con menos estudios publicados.

6. Tratamientos activos más suplementos nutricionales

Mecanismo de acción combinado. Terapia principal (óptica/farmacológica) más suplementos (como Omega-3) que pueden mejorar la perfusión sanguínea coroidea y reducir la hipoxia escleral.

Eficacia y evidencia. Baja/Prometedora. La evidencia sobre el papel de los suplementos es preliminar, principalmente observacional. No sustituye a los tratamientos activos.

En resumen, combinar tratamientos, representa la vanguardia del CM para casos de mayor riesgo, logrando una eficacia superior a la monoterapia bajo supervisión especializada. La combinación de terapias es una decisión médica compleja. Un oftalmólogo u optometrista especializado en CM debe evaluar la progresión, la edad, el estilo de vida y las características oculares específicas para diseñar un plan personalizado y seguro.

Sobre criterios científicos para medir la eficacia y resumen de la eficacia de las técnicas

La evidencia de que una técnica realmente funciona para controlar (ralentizar) la progresión de la miopía debe cumplir con estos criterios:

1. Parámetro principal: crecimiento axial (LA). Medir el crecimiento del ojo en milímetros (mm). Es la métrica de referencia más objetiva, ya que el alargamiento excesivo del globo ocular es la causa física de la miopía. Cambios pequeños (p. ej. 0,2 mm) son significativos. Para ciertos tratamientos como la OK, es el único parámetro válido, ya que este método modifica temporalmente la córnea y falsea la medición de la graduación.

2. Parámetro secundario: progresión de la miopía mediante refracción. Medir el cambio en la graduación en D. Idealmente bajo cicloplejía o con técnicas de retinoscopia específicas, especialmente en niños. Por sí sola, no es evidencia suficiente de eficacia, ya que puede verse influida por otros factores. Siempre debe acompañarse de la medición de la LA.

3. Diseño y duración del estudio. Ensayos clínicos aleatorizados y controlados (comparando la técnica activa con un grupo de control que usa métodos estándar) proporcionan la evidencia más sólida. Los estudios deben tener un seguimiento de al menos 12 meses para poder evaluar la eficacia a medio plazo. Actualmente la FDA exige un mínimo de tres años, más uno posterior para verificar el posible rebote para aprobar una técnica específicamente para el CM.

¿Qué significa "eficacia comprobada"?

En la práctica clínica, cuando se dice que una técnica tiene eficacia comprobada, se refiere a que, en comparación con una corrección estándar (como gafas monofocales), ha demostrado en estudios un porcentaje de reducción en el avance de la miopía.

La tabla 2 resume el mecanismo de acción, eficacia y evidencia de los tratamientos de los que hemos hablado en este capítulo.

Tabla 2. Resumen de los tratamientos actuales de CM

Tratamiento	Mecanismo propuesto	Reducción progresión miopía	Reducción alargamiento axial	Nivel de evidencia / Comentarios
Atropina 0,05%	Modulación bioquímica del crecimiento ocular	~50–67%	~21–51%	Alta evidencia
Ortoqueratología	Desenfoque miope periférico	~35–55%	~40–50%	Alta evidencia
Lentes contacto multifocales	Desenfoque miope periférico	~40–60%	~25–35%	Alta evidencia
Gafas DIMS / HAL / DOT	Múltiples focos de desenfoque	~45–80%	~30–50%	Alta evidencia
Luz natural (exterior)	↑ dopamina retiniana	Prevención clara	~10–30%	Muy recomendada como coadyuvante
Luz roja (RLRL)	Bioestimulación retinal	~50–70%	~40–60%	Evidencia emergente
7-metilxantina (7-MX)	Inhibición del remodelado escleral	~30–60%*	~20–40%*	Evidencia moderada-baja, estudios pequeños
Suplementos alimentarios (generales)	Antioxidantes / soporte metabólico	No demostrada	No demostrada	Evidencia muy baja
Difrarel® (antocianósidos)	Mejora microcirculación / antioxidante	No demostrada	No demostrada	Uso tradicional, sin evidencia sólida

* *estimaciones aproximadas a partir de estudios piloto y ensayos no amplios.*

¿Cuáles son las tendencias actuales en la prescripción de los distintos tratamientos de control de miopía?

Basándonos en los datos globales más recientes, la prescripción de tratamientos de CM está cambiando, aunque sigue dominada por la corrección visual simple. Las tendencias actuales muestran un incremento constante en la adopción de tratamientos específicos y que evoluciona hacia estrategias combinadas. Según los últimos datos del IMI la tendencia de prescripción global en 2024-2025 es:

- Lentes oftálmicas monofocales: 18 - 39% (aún es el método más común, pero ha caído 11% desde 2015). Estándar tradicional para corregir, pero no controla la progresión de la miopía.
- Lentes de contacto hidrofílicas para CM: 3 - 16%
- Lentes oftálmicas de CM: 14 - 23%. Aumentan en prescripción. En 2025 y 2026 se presentaron nuevas generaciones con diseños optimizados.
- Ortoqueratología: 3 - 10%. Considerada una de las técnicas más efectivas. Su uso se estabiliza, siendo clave en terapias combinadas.
- Atropina: 4 - 22% (la mayoría en concentración 0,01%). Su perfil está cambiando, la nueva evidencia sugiere que como monoterapia su efecto es modesto, pero es fundamental en terapia combinada.
- Tratamiento Combinado: de 2 a 5% en 2022 (datos globales recientes). Es considerada la más efectiva por los profesionales, pero aún se prescribe poco. Está cambiando con la evidencia sólida existente sobre todo con OK más atropina.
- Tratamientos con Luz: La RLRL surge como opción, mostrando gran eficacia cuando se combina con OK.

Parece ser que el coste para el paciente es la principal barrera para prescribir tratamientos de CM. Otras dificultades son la comprensión del beneficio por parte de los padres y la adherencia al tratamiento. La adopción de medidas de CM es más alta en Asia, donde la preocupación por la miopía también es mayor. El futuro apunta a una mayor personalización del tratamiento, utilizando combinaciones de óptica avanzada, fármacos y posiblemente luz para maximizar la eficacia.

Una infografía resumen de los tratamientos actuales y su eficacia es publicada periódicamente por el IMI. La última publicada corresponde al año 2023 y el lector puede consultarla en:

https://view.officeapps.live.com/op/view.aspx?src=https%3A%2F%2Fmyopiainstitute.org%2Fwp-content%2Fuploads%2F2024%2F08%2FSpanish_IMI_Myopia_Infographic_2Page.pptx&wdOrigin=BROWSELINK.

Los distintos tratamientos, ¿son igual de seguros?, ¿tienen un efecto de rebote al dejar su uso?, ¿qué grado de seguimiento tienen?

La seguridad y los efectos secundarios, el efecto rebote (consistente en una aceleración de la progresión de la miopía tras la interrupción brusca del tratamiento) y el riesgo de abandono varían notablemente entre los diferentes tratamientos de CM.

Ortoqueratología

Efectos secundarios/riesgos comunes: queratitis microbiana (infección corneal)

Efecto rebote confirmado: Sí.

Riesgo de abandono: bajo a moderado. Necesita disciplina de higiene, pero la libertad diurna motiva.

Nivel de evidencia: Alto. Documentado en múltiples estudios y consensos clínicos.

Atropina

Efectos secundarios/riesgos comunes: fotofobia, visión cercana borrosa (dosis-dependiente). Menos efectos en dosis bajas (0,01%).

Efecto rebote confirmado: sí, dosis-dependiente.

Riesgo de abandono: moderado a alto. Efectos secundarios pueden reducir la adherencia.

Nivel de evidencia: alto. Evidencia sólida de seguridad y efecto rebote, especialmente para dosis altas.

Lentes de contacto hidrofílicas (multifocales y de desenfoque periférico)

Efectos secundarios/riesgos comunes: riesgo similar al de lentes de contacto convencionales (sequedad, molestias, queratitis por mala higiene).

Efecto rebote confirmado: Incierto, en estudio.

Riesgo de abandono: bajo a moderado. Facilidad de uso diario, pero requiere hábito en niños.

Nivel de evidencia: moderado a bajo. Menos datos específicos sobre efecto rebote con diseños de control.

Lentes oftálmicas especiales de CM

Efectos secundarios/riesgos comunes: mínimos. Posible periodo de adaptación al diseño.

Efecto rebote confirmado: datos limitados.

Riesgo de abandono: muy bajo. Opción más sencilla y no invasiva.

Nivel de evidencia: bajo. Los estudios de larga duración son más recientes.

Terapia con luz roja

Efectos secundarios/riesgos comunes: a corto–medio plazo parece razonablemente segura, pero aún no tiene el historial largo de otras opciones como atropina o lentes especiales. Los efectos secundarios más frecuentes son leves y transitorios como fatiga ocular, deslumbramiento momentáneo y ojos secos o sensación de calor. Pero se requieren estudios a más largo plazo y con otros diseños ya que, actualmente en China, el dispositivo de aplicación ha pasado de ser clasificado de producto sanitario de clase II a clase III.

Efecto rebote confirmado: sí, cuando se interrumpe bruscamente, en niños más pequeños y tras tratamientos relativamente cortos.

Riesgo de abandono: la adherencia cae con el tiempo, especialmente después del primer año. Exige más disciplina diaria que lentes especiales o atropina nocturna.

Nivel de evidencia: alto en eficacia, pero moderado en el resto.

En resumen, no existe una técnica perfecta. La elección debe equilibrar la eficacia deseada (que se ha analizado anteriormente) con el perfil de seguridad y el estilo de vida del paciente. Las lentes oftálmicas son las más seguras y sencillas, mientras que la OK y la atropina requieren mayor compromiso y vigilancia. La RLRL requiere de una mayor concreción del poder del láser utilizado y de una mejor comprensión de su seguridad.

¿Hasta cuándo usar técnicas de control de miopía?

Por lo general, la miopía juvenil tiende a estabilizarse a principios de la edad adulta, pero el momento exacto es variable. La progresión suele frenarse entre los 18 y los 25 años como antes se expuso.

La estabilización está más vinculada a la desaceleración del crecimiento del cuerpo (y del ojo) que a una edad cronológica exacta. Por eso se cree que en las mujeres suele ocurrir un poco antes que en los hombres, aunque no hay una evidencia clara.

Es importante tener en cuenta que estabilizarse significa que la progresión se vuelve muy lenta (menos de -0,25 por año) no la detención absoluta. Algunas personas, especialmente con miopías altas, pueden mostrar una progresión mínima incluso pasados los 25 años. La mayoría de oftalmólogos y optometristas consideran que la miopía es estable cuando no ha habido un cambio significativo (≥ 0,50 dioptrías) en al menos 2 años consecutivos.

Las técnicas de CM se deben de usar durante toda la fase de progresión activa. Esto significa:

- Principalmente durante la infancia y la adolescencia.
- El momento ideal para iniciarlas es en cuanto se detecta la miopía, especialmente si aparece antes de los 10-12 años, ya que indica un mayor riesgo de progresión.
- Se deben mantener mientras el paciente esté en crecimiento y la miopía siga aumentando. En la práctica, esto suele ser hasta los 18-21 años, pero se basa en el monitoreo individual, no solo en la edad. Todas las técnicas aprobadas (OK, lentes de contacto blandas de desenfoque periférico, atropina a bajas dosis y gafas con lentes de CM) están diseñadas para usarse durante esta etapa de crecimiento.

La decisión de suspender el tratamiento debe ser tomada siempre por el oftalmólogo u optometrista tras una evaluación individual. El proceso típico es:

1. Monitorización continua: Se realizan revisiones cada 6-12 meses para medir el cambio en la graduación y la LA del ojo.
2. Confirmación de estabilización: Cuando los datos muestran que la miopía se ha mantenido estable (según el criterio de ≥ 2 años sin cambios significativos), se plantea la opción de suspender el tratamiento activo.
3. Suspensión gradual y controlada: No se debe parar de golpe. En el caso de la atropina se recomienda una reducción muy gradual de la concentración (ej., pasar de 0,01% a 0,005%, o aplicar la dosis cada dos noches) para evitar el efecto rebote discutido anteriormente. En el caso de OK o LC de CM se puede plantear la transición a gafas o LC convencionales una vez confirmada la estabilización. A veces se mantiene algún tipo de corrección con desenfoque periférico como medida de mantenimiento. En el caso de las lentes oftálmicas de CM se cambia a lentes monofocales convencionales.
4. Seguimiento post-suspensión: Es crucial realizar una revisión a los 6-12 meses después de suspender el tratamiento para confirmar que la miopía sigue estable y no ha habido un rebote significativo.

La conclusión más importante es que el manejo de la miopía es un proceso dinámico que requiere un seguimiento personalizado por parte de un especialista. El objetivo es maximizar el control durante los años de crecimiento para reducir el riesgo final de miopía alta y sus complicaciones asociadas y suspender el tratamiento de forma segura cuando ya no sea necesario.

Capítulo 3. MIOPÍA DE APARICIÓN EN LA EDAD ADULTA

¿Qué diferencia a esta miopía de la juvenil en cuanto a prevalencia, etiología y evolución?

La miopía de aparición en la edad adulta no es un grupo homogéneo, cambia bastante según la etapa de la vida. Se denomina así a la miopía que no estaba presente en la infancia o adolescencia y se manifiesta a partir de los 18 años. Suele ser de grado bajo a moderado, más relacionada con factores ambientales que genéticos y con progresión más lenta que la miopía juvenil (figura 6). Se suele dividir, según la edad, en miopía de aparición entre los 18 y 25 años y entre los 25 y 40 años. La incidencia anual de la miopía en la edad adulta varía entre un 2 y un 24% según diversos estudios. Entre la que aparece de los 18 a los 25 años la progresión media se encuentra entre +0,02 y -0,23 D/año y el % que progresa más de 0,50 D/año entre el 22 y el 56%. Entre la que aparece entre los 25 y los 40 años la progresión media varía entre -0,03 y -0,18 D/año siendo el % que progresa más de 0,50 D/año del 17 al 47%.

La miopía de inicio entre los 18 y 25 años es relativamente frecuente, sobre todo en estudiantes universitarios y personas con alta demanda visual en cerca. Es más común en países con alta presión académica. En cuanto a su etiología, predominan factores ambientales y funcionales como el trabajo prolongado en visión próxima (pantallas, lectura), escasa exposición a luz natural y estrés visual mantenido. Puede coexistir con pseudomiopía y/o espasmo acomodativo. La carga genética tiene menor peso que en la miopía juvenil, aunque no es irrelevante. En cuanto a su evolución, puede estabilizarse tras pocos años o progresar lentamente (≈ –0,25 a –0,50 D/año). Tiene un menor riesgo de alcanzar miopías altas y en algunos casos es parcialmente reversible si hay componente funcional, generalmente de tipo acomodativo, y puede ser complementado su tratamiento con terapia visual. Es la miopía adulta con mayor potencial de progresión, aunque menor que la juvenil.

La miopía de inicio entre los 25 y 40 años es menos frecuente que en el grupo 18 a 25 años. Aparece más en personas con trabajos intensivos en cerca y con cambios laborales o aumento de uso de pantallas. En su etiología, predominan causas no estructurales como cambios en el cristalino (p.ej. por un aumento de su índice de refracción), alteraciones acomodativas, fatiga visual crónica y en mucha menor medida cambios axiales verdaderos. Siempre se debe de descartar la diabetes, los cambios patológicos en el cristalino o el uso de determinados fármacos. Generalmente su progresión es mínima o nula y suele ser de bajo grado.

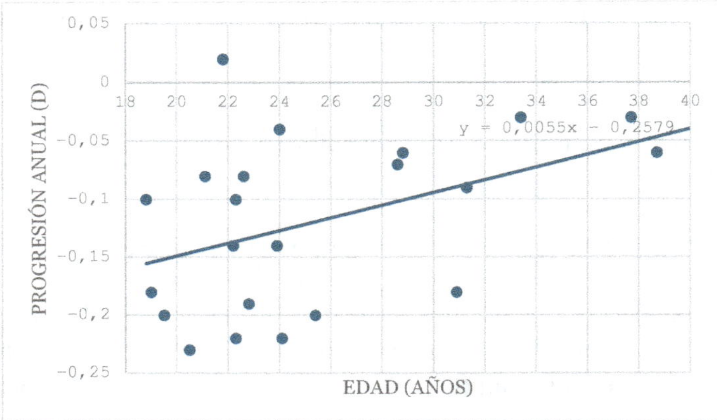

Figura 6. La progresión anual de la miopía en la edad adulta (18 – 40 años) es inversamente proporcional a la edad. Gráfica del autor con datos extraídos de: Bullimore MA et al. IMI-Onset and Progression of Myopia in Young Adults. Invest Ophthalmol Vis Sci. 2023 May 1;64(6):2. Los puntos representan la media de los estudios con esa edad media.

¿Hay aspectos diferenciales en el control de la miopía en la edad adulta?

Podríamos interrogarnos sobre si tiene sentido controlar la miopía en el adulto. La respuesta sería que sí. Sí, pero con objetivos distintos a los de la miopía juvenil. En la juvenil el objetivo principal es frenar el crecimiento axial y reducir el riesgo de miopía alta futura. En el adulto, los objetivos principales serian el de mantener la estabilidad refractiva, reduciendo, si existe, la progresión residual y optimizando la función visual y el confort.

Los tratamientos empleados para el CM que aparece en la edad adulta, son las mismas que en la edad juvenil. Sin embargo, muchas estrategias eficaces en niños no tienen el mismo impacto en adultos. Hay que tener en cuenta que toda la evidencia científica de las técnicas tratadas en el capítulo 2 lo han sido para edades comprendidas entre los 6 y 18 años en donde se han desarrollado prácticamente todos los ensayos clínicos. Por otra parte, algunas de los tratamientos de CM producen, por el efecto de la borrosidad periférica y el aumento de la aberración esférica, una disminución de visión en condiciones de iluminación mesópica, fácilmente adaptable en niños y jóvenes pero que puede producir inadaptación en adultos (por ejemplo, para la conducción nocturna). A estas edades se suele plantear un tratamiento activo, solo si la progresión de la miopía es ≥ –0,50 D/año, existe un aumento axial documentado, se trata de un adulto joven (<25 o 30 años), tiene alta demanda visual en cerca o riesgo de miopía alta.

Sin embargo, aquí sí hay terreno para intervenciones conductuales, fundamentalmente aumentar tiempo al aire libre, la higiene visual, las pausas en trabajo de cerca (regla 20-20-20) y el control del uso de dispositivos digitales. En adultos, estas medidas no solo buscan frenar progresión, sino reducir la pseudomiopía y los síntomas funcionales.

La miopía después de los 40 años

La miopía que aparece después de los 40 años es poco frecuente, habitualmente de bajo grado, no suele deberse a aumento de LA y a menudo aparece de forma insidiosa. En cuanto a su etiología principal predominan causas en el cristalino (por aumento de su índice de refracción y/o cambios preclínicos de la aparición de cataratas) y funcionales, como cambios acomodativos (desequilibrio acomodación–convergencia y/o espasmo acomodativo residual). Siempre se debe de descartar la diabetes mellitus, efectos secundarios a fármacos (corticoides, antipsicóticos, sulfonamidas) o cambios metabólicos. Su evolución es generalmente progresiva si es lenticular y se estabiliza o revierte tras la cirugía de cataratas. No suele llegar a alcanzar miopías altas.

La miopía secundaria a patologías oculares y sistémicas

Sus características principales son su inicio súbito, a menudo bilateral que puede ser transitoria y se asocia a patologías sistémicas u oculares.

La miopía secundaria a patologías oculares, puede ser por alteraciones del cristalino (catarata nuclear o edema del cristalino), alteraciones coro-retinianas (desprendimiento seroso de retina o coroidopatías (por ejemplo, síndrome de Vogt-Koyanagi-Harada) o alteraciones del cuerpo ciliar (inflamación o rotación anterior del cuerpo ciliar). También por patología corneal como las ectasias corneales (queratocono, degeneración marginal pelúcida o queratoglobo). El queratocono, que aparece en la primera y segunda década de la vida, debe de convertirse en diagnostico diferencial de la miopía juvenil. Pudiera ser que el inicio de la miopía a esa edad no fuera por cambios axiales sino por los cambios corneales de esa patología.

La miopía secundaria a patologías o condiciones sistémicas, incluye la diabetes mellitus, el embarazo (por cambios hormonales y de hidratación que generalmente es reversible) o enfermedades renales o endocrinas que provocan retención hídrica.

La miopía por cambios refractivos transitorios

Puede existir una miopía transitoria inducida por fármacos como por ejemplo las sulfonamidas, el topiramato, los diuréticos y los anticonceptivos hormonales. Pueden producir un edema del cuerpo ciliar, un desplazamiento anterior del cristalino y un aumento del poder refractivo. Es reversible al suspender el fármaco. No implica aumento axial y es importante no sobrecorregir la graduación al paciente.

Está documentada un aumento de la miopía en la edad adulta por el uso de LC, sobre todo hidrofílicas de material hidrogel, por efecto de un edema corneal mantenido. El uso de LC hidrofílicas de hidrogel de silicona, que aportan más oxigeno a la córnea, y la disminución de horas de uso pueden evitarlo y/o reducir esta miopía inducida por el aumento de poder corneal que produce el edema. Se estima una progresión de menos de 0,75D/año en el 48,2% de los usuarios de 20 a 25 años que disminuye hasta el 25% a los 35-40 años. Se trata por tanto de una miopía reversible. Es importante determinar si existe antes de planificar una cirugía refractiva.

La miopía después de cirugía refractiva corneal

Después de cirugía refractiva corneal, generalmente con láser, puede volver a detectarse refractivamente la necesidad de corrección miópica. Esto puede ser debido a dos causas: regresión miopía o ectasia corneal, esta última generalmente después de LASIK.

La regresión miópica presenta las siguientes características: reaparición parcial de la miopía inicial siendo más frecuente en miopías altas preoperatorias, técnica de PRK o córneas finas. Su etiología se atribuye al remodelado epitelial, la cicatrización corneal o a una subcorrección inicial. En cuanto a su evolución, suele estabilizarse en meses y puede requerir retratamiento y corrección óptica. Se estima que un 30% de los intervenidos. En general, tiene una regresión de hasta -0,50 D, en torno a un 20% hasta -1 D y un 6% más de 1 D.

En cuanto a la ectasia corneal post-LASIK se trata de una entidad grave y progresiva que se caracteriza por miopía progresiva, astigmatismo irregular, pérdida de AV corregida y puede aparecer meses o años después de la cirugía. Se atribuye a un debilitamiento biomecánico corneal y los factores de riesgo son el queratocono subclínico previo a la cirugía, la córnea fina o ablación excesiva (muchas dioptrías tratadas para esa córnea). Es progresiva si no se trata y puede conducir a trasplante de córnea (queratoplastia). Suele tratarse con cross linking corneal para reforzar la córnea y frenar su aumento. Para la mejora visual se suele prescribir LC especiales o, en algunos determinados casos, ablación guiada por topografía o frente de ondas si la paquimetría corneal lo permite. La incidencia estimada de la ectasia según el procedimiento quirúrgico realizado es de 0,025% para PRK, 0,10% para LASIK y 0,02% para Smile.

Capítulo 4. MIOPÍA PATOLÓGICA

¿Qué es la miopía patológica?

La miopía patológica es una forma progresiva y degenerativa de miopía caracterizada por un alargamiento axial excesivo del globo ocular, generalmente >26–26,5 mm (excepcionalmente puede ser inferior), y/o un error refractivo ≤–6,00 D, asociada a cambios estructurales del polo posterior que pueden comprometer seriamente la visión. Del 28,7 al 72,7 % de la miopía alta es patológica.

No se define solo por la cantidad de dioptrías, sino por la presencia de alteraciones degenerativas retinianas, coroideas y esclerales. La miopía patológica se caracteriza por: 1. Adelgazamiento de estructuras, rectificación de estructuras vasculares y tracción de estructuras rígidas, y 2. Presencia de estafiloma posterior (figura 7).

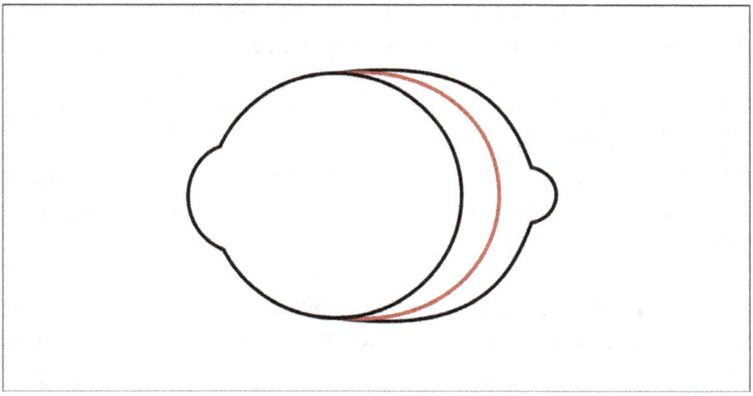

Figura 7. Esquema de un crecimiento regular, esférico en un ojo no miope (a la izquierda). En un miope, el crecimiento es mayor en el polo posterior que en el ecuador con una forma más elíptica que esférica (esquema central en rojo). En la miopía patológica se exacerba ese tipo de crecimiento y aparece el estafiloma posterior (esquema de la derecha). Del autor.

Aspectos básicos, epidemiologia y genética

La fisiopatología de la miopía patológica es debida a un crecimiento axial progresivo del ojo, un adelgazamiento de la retina, la coroides y la esclerótica y una fragilidad estructural del polo posterior. Los hallazgos clínicos frecuentes de esta condición son el estafiloma posterior y la atrofia coroidea y del epitelio pigmentario de la retina. También, las roturas de la membrana de Bruch, la neovascularización coroidea (NVC) miópica, la foveosquisis miópica, el desprendimiento de retina, la catarata precoz y el glaucoma asociado. Tiene un importante impacto funcional con disminución progresiva de agudeza visual y riesgo elevado de baja visión y ceguera legal.

En cuanto a su epidemiología, la prevalencia global estimada es de 1–3% de la población y representa una de las principales causas de ceguera irreversible en adultos jóvenes. Es mucho más frecuente en poblaciones asiáticas (especialmente Asia oriental) y países con alta prevalencia de miopía juvenil. Suele iniciarse en la infancia o adolescencia y progresar durante la vida adulta con riesgo creciente cuando se inicia temprano y progresa rápido en la infancia. Entre personas con miopía alta (≤ –6,00 D), la miopía patológica se ha encontrado hasta en más de un 70 % de los casos en algunas cohortes, con amplios rangos según el grupo etario. Aunque la miopía patológica es relativamente poco frecuente en términos absolutos (< 4 % de la población), es mucho más común dentro del grupo de miopía alta y es una de las causas de baja visión irreversible.

Aunque no hay cifras globalizadas detalladas para miopía patológica por separado, hasta 2050, los modelos epidemiológicos apoyan que:

1. Por cada incremento de miopía y alta miopía, aumenta también el riesgo de miopía patológica en la población general.
2. El incremento progresivo de casos jóvenes con alta miopía implica que, en las próximas décadas, más personas llegarán a la edad adulta con riesgo acumulado de complicaciones patológicas.

En términos cuantitativos, actualmente la miopía alta representa el 2-3% estimándose en ~9-10 % de la población para 2025. Actualmente, la miopía patológica se encuentra en ~1-13 % de la población general y se espera un aumento proporcional al crecimiento de la miopía alta para el futuro como vemos en la siguiente tabla 3.

Tabla 3. Prevalencia de miopía, miopía alta y miopía patológica.

Condición	Mundo (actual)	Mundo (2050)	España (actual)	España (tendencia)
Miopía (todas)	~30–36 % población global	~40–50% (≈5.000 millones)	Adultos jóvenes: ~55–62 % Niños 5–7 años: ~19–20 %	En niños pequeños podrían alcanzar ~30 % en 2030
Miopía alta (≤ −5 o −6 D)	~2–3 %	~9–10 % (≈900–1.000 millones)	Sin cifra exacta; elevada en jóvenes y en población con discapacidad visual	Aumento paralelo al incremento de miopía general
Miopía patológica	~1–3% población general	Aumento proporcional al crecimiento de la miopía alta	Causa relevante de discapacidad visual. Sin estimación poblacional precisa.	Incremento esperado con el aumento de la miopía alta

La miopía patológica tiene una base genética compleja y multifactorial. El patrón de herencia es poligénico en la mayoría de los casos y puede observarse herencia autosómica dominante o recesiva en formas familiares. Se han encontrado alteraciones en genes relacionados con el crecimiento ocular, la matriz extracelular y el desarrollo escleral. Loci identificados: *MYP1–MYP26* (varios cromosomas)

¿Cuáles son los aspectos clínicos diferenciales?

Los aspectos clínicos diferenciales de la miopía patológica son los siguientes:

1. Estafiloma posterior. Protrusión localizada de la pared posterior del globo ocular, debida al adelgazamiento escleral y al crecimiento axial excesivo. Es el principal factor estructural que condiciona las complicaciones maculares y se asocia a peor pronóstico visual. Hay cinco tipos: macular, peripapilar, nasal, inferior e inferior amplio. El diagnostico se realiza mediante examen de fondo de ojo, OCT de campo amplio y ecografía ocular (B-scan). Las consecuencias del estafiloma es la distorsión mecánica de retina y coroides que favorece tracción, atrofia y neovascularización.

2. Maculopatía miópica. Conjunto de alteraciones degenerativas del polo posterior secundarias a miopía patológica cuyas lesiones características son el fondo atigrado (teselación), la atrofia difusa coroidea, la atrofia parcheada y la atrofia macular,

estrías de laca (lacquer cracks) y NVC miópica. La maculopatía es dinámica y progresiva y puede avanzar desde cambios leves hasta atrofia macular severa. La neovascularización puede acelerar la pérdida visual. La clasificación clínica ampliamente utilizada es la META-PM:

Categoría 0: Sin lesiones miópicas

Categoría 1: Fondo atigrado

Categoría 2: Atrofia difusa

Categoría 3: Atrofia parcheada

Categoría 4: Atrofia macular

Otra clasificación es la basada fundamentalmente en OCT que permite evaluar la arquitectura macular y es clave para pronóstico y decisión terapéutica. Se trata del sistema ATN que la clasifica según los componentes atróficos (teselación y atrofia), tracciónales (foveosquisis, agujero macular y DR) y neovascular (estrías lacadas, neovasos coroideos y mancha de Fuchs).

3. Membrana neovascular miópica (MNM). Complicación grave y frecuente. Más común en pacientes jóvenes que la NVC asociada a degeneración macular asociada a la edad (DMAE). Suele ser subretiniana. Los síntomas son la disminución visual brusca y las metamorfopsias. Debe de hacerse diagnostico diferencial respecto a la DMAE, la coroiditis multifocal, la histoplasmosis ocular, la neovascularización inflamatoria y los tumores coroideos. Tiene tratamiento consistente en anti-VEGF intravítreos que es el tratamiento de elección (Ranibizumab, Aflibercept, Bevacizumab). Generalmente requiere menos inyecciones que la DMAE. También puede tratarse con fototerapia dinámica (hoy reservada para casos seleccionados). El pronóstico visual relativamente bueno si se trata precozmente.

4. Maculopatía por tracción miópica. Resultado de fuerzas tracciónales internas y externas sobre la retina adelgazada. Se manifiesta con foveosquisis miópica, agujero macular, desprendimiento macular o con combinaciones de las anteriores. El diagnóstico se realiza a través de la OCT y el tratamiento con vitrectomía con pelado de membranas más gas y en casos seleccionados con cirugía escleral.

5. Mácula en forma de cúpula (Dome-shaped macula). Elevación convexa de la mácula dentro de un estafiloma posterior por un engrosamiento escleral focal compensatorio. Es visible solo con OCT y puede asociarse a líquido subretiniano

crónica. A veces protege frente a atrofia macular, pero puede causar disminución visual si hay desprendimiento seroso. El tratamiento no está estandarizado. A veces anti-VEGF o mineralocorticoides según el caso.

6. Glaucoma y miopía patológica. La miopía alta es un factor de riesgo independiente de glaucoma de difícil diagnóstico por alteraciones anatómicas como papila grande, inclinada o con atrofia peripapilar además de campos visuales alterados por la miopía. La OCT es menos fiable y da más falsos positivos.

Un diagrama que muestra los patrones de progresión de la miopía alta a las diferentes categorías de miopía patológica puede verse en la figura 8.

¿Cuál es la evolución prevista de la agudeza visual con los años en la miopía patológica?

El principal factor pronóstico es la edad de inicio y la velocidad de progresión axial:

Adulto joven (20–40 años). Aparición de lesiones degenerativas tempranas con agudeza visual (AV) fluctuante, con descensos bruscos si hay NVC, parcialmente recuperables con tratamiento.

Edad media (40–60 años). Progresión de la atrofia coroidea y del epitelio pigmentario de la (EPR) y aumento del tamaño del estafiloma posterior. La AV presenta un deterioro progresivo, ya no totalmente reversible.

Edad avanzada (>60 años). Atrofia macular establecida, retina extremadamente adelgazada con riesgo acumulado de desprendimiento de retina y glaucoma avanzado. Menor frecuencia de NVC activa, pero mayor daño residual y AV de baja visión central frecuente e irreversible.

La atrofia geográfica en miopes es una forma de degeneración macular miópica o patológica, donde el estiramiento extremo del ojo elongado provoca la atrofia (muerte celular) del EPR y la coroides, resultando en pérdida irreversible de la visión central. Se presenta con manchas oscuras, visión distorsionada o puntos ciegos, siendo una complicación grave y progresiva. A diferencia de la DMAE seca, la atrofia en miopía severa está más directamente ligada al estiramiento estructural del ojo (miopía degenerativa) y no siempre por edad.

A tener en cuenta que entre 30–50% de los pacientes con miopía patológica desarrollan pérdida visual significativa en la edad adulta. Aproximadamente 10–20% alcanzan criterios de baja visión o ceguera legal a lo largo de la vida. Es una de las primeras causas de ceguera no reversible en adultos jóvenes en muchos países. Pero no todos los miopes altos quedarán ciegos. La pérdida visual suele ser central (macular), progresiva y bilateral pero asimétrica. El seguimiento y tratamiento precoz cambian de forma importante el pronóstico. Con mal pronóstico cuando el inicio de miopía es antes de los 6–8 años, la longitud axial >30 mm, el estafiloma macular es amplio, la categoría META-PM es 3–4, hay episodios repetidos de NVC, progresión coroidea rápida y/o glaucoma asociado. Tiene mejor pronóstico cuando el inicio es tardío, hay control temprano de progresión, ausencia de estafiloma macular y tratamiento precoz de la NVC.

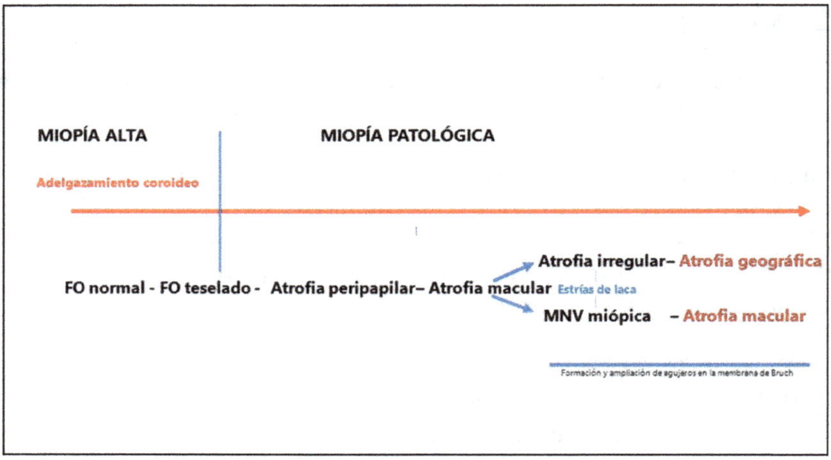

Figura 8. Diagrama que muestra los patrones de progresión del fondo de ojo (FO) de la miopía a las diferentes categorías de miopía patológica. Todo según evoluciona el adelgazamiento coroideo. En la miopía alta el FO puede ser normal o teselado, produciéndose las atrofias y demás condiciones relatadas en el texto según avanza la condición a miopía patológica.

¿Es la cirugía de la esclera una opción de tratamiento para la miopía patológica progresiva?

El reforzamiento escleral es una cirugía en la que se coloca un injerto o banda de material (generalmente tejido donante, fascia lata o materiales sintéticos biocompatibles) en la parte posterior del ojo, rodeando la esclera. Es una opción quirúrgica de última línea para casos muy seleccionados de miopía patológica progresiva en adultos, con evidencia limitada pero que puede ser beneficiosa en manos expertas.

El cross-linking escleral es un procedimiento mínimamente invasivo que busca fortalecer bioquímicamente la esclera al aumentar los enlaces cruzados entre las fibras de colágeno de la esclera, haciéndola más rígida y resistente al estiramiento. Es el campo de investigación más activo y prometedor para el futuro tratamiento de la miopía patológica progresiva. Su objetivo es ofrecer una intervención segura y mínimamente invasiva que estabilice la estructura del ojo y prevenga la ceguera.

Ninguno de los dos es un tratamiento convencional o de rutina. Su uso se limita a centros especializados y, en el caso del cross-linking, principalmente a ensayos clínicos.

La detección precoz de la miopía alta y el control de su progresión en la infancia siguen siendo las estrategias más importantes para prevenir la miopía patológica del adulto.

Capítulo 5. MIOPÍA COMO PROBLEMA DE SALUD PÚBLICA

Comorbilidades asociadas a la miopía, prevalencia y relación con su incremento y control

Las comorbilidades de la miopía son alteraciones oculares estructurales que aumentan significativamente el riesgo de pérdida visual irreversible. Su prevalencia se dispara con el aumento de las D y, sobre todo, con el alargamiento axial del ojo. El alargamiento excesivo del globo ocular estira y adelgaza todas las capas de la pared ocular (esclera, coroides, retina). Esto provoca, como se ha visto en el capítulo anterior, degeneración y atrofia de los tejidos, mayor fragilidad y predisposición a desgarros y alteraciones vasculares en la coroides. El factor de riesgo real es la LA, más que las D en sí mismas, pero ambas suelen correlacionarse. Las comorbilidades más importantes y sus prevalencias, que en general varían según la población -mayor en Asia oriental- y la edad -aumentan con la edad del paciente-, son:

MACULOPATÍA MIÓPICA. Conjunto de alteraciones en la mácula debido al estiramiento. El riesgo aumenta exponencialmente con la LA. La prevalencia en los miopes de más de 6,00D es de ~30-50% y con más de 8,00D hasta el 70-90%.

ATROFIA CORIORRETINIANA PARAPAPILAR Y MACULAR. Adelgazamiento y pérdida de las capas de coroides y retina. Es la lesión más común y se trata de un marcador de severidad. Presente en la mayoría de miopías altas de larga evolución.

NOVASCULARIZACIÓN COROIDEA MIOPICA (NVCM). Crecimiento de vasos sanguíneos anómalos y frágiles bajo la retina, que sangran y cicatrizan, destruyendo la visión central. Principal causa de pérdida visual central en personas de menos de 50 años con miopía alta. Riesgo vitalicio del 5-10% en miopes altas. Prevalencia de ~5-10% en ojos con miopía alta e incidencia anual de ~1-2% en ojos con atrofia macular.

AGUJERO MACULAR MIOPICO. Defecto de espesor completo en la mácula, a menudo asociado a desprendimiento de retina. Complicación grave. Requiere de cirugía urgente (vitrectomía). Presente en ~1-4% en ojos con miopía alta.

DESPRENDIMIENTO DE RETINA (DR). Separación de la retina neurosensorial de su capa de soporte. Es una urgencia oftalmológica. El riesgo es 10-20 veces mayor que en la población no miope. La miopía es el factor de riesgo más común para DR no traumático. El riesgo acumulado vitalicio es en miopía baja ~0,5-1%, en miopía media-alta ~2-5% y en miopía alta ~10-20% o más.

GLAUCOMA DE ÁNGULO ABIERTO. Neuropatía óptica progresiva, a menudo asociada a presión intraocular elevada. Los ojos miopes son 2-3 veces más susceptibles, independientemente de la presión intraocular. El disco óptico alargado puede dificultar el diagnóstico. Prevalencia general de ~2-3%. En miopes altos puede ser mayor de un 6-8%.

CATARATA (precoz o de tipo específico). Opacidad del cristalino. Los miopes desarrollan ciertos tipos (catarata nuclear) 10 años antes de media. Mayor incidencia y progresión más rápida. Los miopes tienen ~2-5 veces mayor riesgo de requerir cirugía de cataratas a una edad más temprana.

ATROFIA/"CONUS" PAPILAR. Estiramiento y palidez de la zona alrededor del nervio óptico. Presente en casi todos los miopes medios y altos. Es un signo, no una complicación per se, pero indica elongación. Muy común en ~70-90% de miopes de más de 3D.

HEMORRAGIA SUBMACULAR DE "SLASH" o "LACQUER CRACKS". Líneas de ruptura en la membrana de Bruch. Son vías para el crecimiento de neovasos (NVCM). Es un marcador de alto riesgo presente en miopía alta avanzada.

Lo anterior subraya la importancia crítica de las estrategias de control de la progresión miópica en la infancia y juventud, no para evitar llevar gafas, sino para prevenir futuras complicaciones potencialmente cegadoras en la edad adulta. Se conoce que aproximadamente aumentar 1 D aumenta el riesgo ~1,5–2 veces y evitar 1 D puede disminuir el riesgo relativo ~30–50% de maculopatía miópica (figura 9). Evitar 1 D disminuye 15–30% de DR, 10–20% de glaucoma de ángulo abierto y en torno a un 10–15% de cataratas. Estas tres últimas condiciones aumentan linealmente el riesgo por cada dioptría de aumento.

En conclusión, cada dioptría que se evite de aumento importa y el efecto es más marcado cuanto más alta es la miopía inicial.

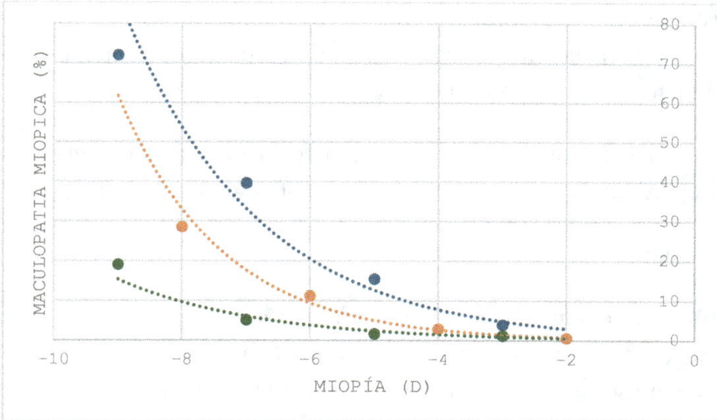

Figura 9. Aumento de prevalencia de maculopatía miópica según el aumento de la miopía. Datos de China (azul), Australia (naranja) y Japón (verde). Se estima una reducción media de la prevalencia de 1,67 por D evitada. Los datos para la elaboración de la gráfica fueron extraídos de: Bullimore MA y Brennan NA. Myopia Control: Why Each Diopter Matters. Optom Vis Sci. 2019 Jun;96(6):463-465. Elaboración propia.

¿Cuál es el impacto económico para el individuo y para la sociedad de la miopía?

El impacto económico de la miopía en el individuo que la padece es la suma de los costes directos médicos e indirectos personales.

Los costos directos médicos y optométricos son:

- Gafas y LC: reemplazos frecuentes desde la infancia hasta la adultez.
- Controles oftalmológicos periódicos, más frecuentes en miopes moderados y altos.
- Tratamientos específicos de CM (atropina, lentes especiales, OK).
- Cirugía refractiva (cuando se elige), con costos elevados y no siempre definitiva. Hay que tener en cuenta que, aunque las D hayan sido eliminadas por la cirugía, el FO sigue siendo el de un miope que precisa seguimiento toda la vida.
- Tratamiento de complicaciones (retina, glaucoma, maculopatía): consultas especializadas, láser, inyecciones intravítreas, cirugías.

A mayor miopía, mayor gasto acumulado a lo largo de la vida. Los costes directos (compensación y visitas profesionales) se estima que representan el 65,2% del total.

Los costos indirectos personales, son:

- Pérdida de productividad por baja visión o enfermedad ocular.
- Limitaciones laborales (ciertas profesiones excluyen miopía alta).

- Ausentismo escolar y laboral por controles y tratamientos.
- Disminución de la calidad de vida (impacto funcional y psicológico).
- Mayor dependencia en edades avanzadas si hay pérdida visual.

En cuanto el impacto económico para la sociedad, se debe de tener en cuenta los costos sanitarios, la perdida de productibilidad y los costes sociales a largo plazo.

1. Costos sanitarios

- Aumento de la demanda de consultas oftalmológicas, estudios de alta complejidad y tratamientos crónicos (glaucoma, maculopatía miópica)
- Mayor presión sobre los sistemas públicos y aseguradoras.
- Tratamientos de complicaciones son mucho más caros que la prevención.

2. Pérdida de productividad

- La miopía no corregida y la discapacidad visual asociada reducen el rendimiento académico, afectan la inserción laboral y disminuyen la productividad nacional
- La Organización Mundial de la Salud (OMS) considera los errores refractivos no corregidos una de las principales causas evitables de pérdida económica global.

3. Costos sociales a largo plazo

- Incremento de la discapacidad visual en adultos jóvenes y mayores
- Necesidad de ayudas visuales, rehabilitación y apoyo social
- Impacto en cuidadores y familias.

A nivel cuantitativo, el costo para la persona anualmente (costos directos de gafas, LC o procedimientos para corrección refractiva) varía ampliamente según el país. Por ejemplo, en EE. UU.: ~14–26 $ / año, en Irán: ~56 $/ año y en Singapur: ~199 $/ año. Un estudio español de 2002 estimó el coste de gafas y LC a 10, 20 y 30 años en 1091,07, 1623,21 y 1960,71 $ respectivamente para las gafas y 3019,64, 4723,21 y 5779,46 $ respectivamente para las LC.

En cuanto los costos globales estimados en salud (consultas, tratamientos) como la pérdida de productividad económica por baja visión o incapacidad visual:

- El costo económico mundial anual de la miopía se ha estimado en alrededor de 268. 000 millones de $ por año (suma de gastos directos e indirectos).

- En 2015, el potencial costo por pérdida de productividad mundial atribuible a miopía no corregida fue calculado en ~244.000 millones de $, con 6.000 millones de $ adicionales por discapacidad visual secundaria (como la maculopatía miópica).
- Proyecciones a futuro sugieren que los costos globales podrían aumentar hasta US$ 870.000 millones de $ anuales para 2050, producto del aumento de la prevalencia y de complicaciones asociadas.

El costo del control temprano es menor que el tratamiento de complicaciones. Cada dioptría evitada, reduce el riesgo de enfermedades oculares, disminuye gastos médicos futuros y preserva años de productividad por lo que prevenir progresión hoy es igual a ahorro sanitario y social mañana. La miopía es, por tanto, una inversión o una deuda, según se trate o no a tiempo. El control temprano no solo protege la visión, protege la economía personal y colectiva.

¿Qué sabemos sobre el coste-beneficio de las intervenciones de control de miopía?

En economía sanitaria, coste beneficio, evalúa si una intervención:

- genera más beneficios en salud (p. ej. en este caso, la reducción de progresión genera menos complicaciones y más años de vida con buena visión),
- a un coste razonable en comparación con lo que se gasta actualmente (p. ej., gafas tradicionales).

Esto se expresa mediante:

- ICER. Es el coste adicional por unidad de efecto, bien por reducción en dioptrías o por QALY. Siendo 1 QALY igual a 1 año de vida en perfecta salud ganado, y
- comparación con umbrales aceptables (lo que la sociedad está dispuesta a pagar por mejoras de salud).

Un análisis económico basado en un modelo de Markov comparó 13 tratamientos de CM frente a gafas tradicionales en niños de ~10 años durante 5 años. Los resultados fueron:

Eficacia: todos los tratamientos fueron eficaces para reducir la progresión de la miopía y, por lo tanto, disminuir el riesgo de desarrollar patologías oculares asociadas a la miopía alta en la edad adulta (como miopía patológica, glaucoma o desprendimiento de retina).

Rentabilidad: la intervención más rentable fue el colirio de Atropina al 0.05%. Presentó el ICER más bajo en comparación con la no intervención, situándose por debajo del umbral de 50,000 $/QALY. Las lentes oftálmicas especiales, las lentes de contacto especiales (incluida OK) y el tratamiento RLRL también fueron rentables en comparación con la no intervención, pero su ICER era más elevado que el de la atropina. Aumentar las actividades al aire libre obtuvo un coste-beneficio muy favorable al no tener coste el tratamiento. El análisis demostró que todas las intervenciones analizadas fueron rentables en comparación con no hacer nada, considerando los beneficios a largo plazo para la salud visual y la calidad de vida.

Ahorros a largo plazo: El modelo predijo que las intervenciones no solo mejoran la calidad de vida, sino que generan ahorros en costes sanitarios futuros al reducir la incidencia y severidad de las complicaciones oculares asociadas a la miopía alta en la vejez.

Esto indica que intervenciones activas de CM no solo son favorables clínicamente sino también lo son económicamente comparadas con la atención tradicional de simple compensación.

Desde una perspectiva de salud pública, con estrategias de control óptico aplicadas cuanto primero mejor:

- se puede reducir sustancialmente la prevalencia de miopía alta y complicaciones futuras. Se estima que con tratamientos de CM la miopía moderada reduce su prevalencia de 32,8 a 20,3% y la miopía alta de 10,7 a 5,9%),
- los costos incrementales en la infancia (~1.293 $ por niño) se compensan por ahorros a largo plazo en correcciones y cuidado de complicaciones.
- El análisis del ciclo de vida calculó un ICER de ~26.407 $ por QALY ganado, considerado costo-efectivo según el umbral de la OMS de PIB per cápita.

Es decir, pagar más en la infancia puede ahorrar costos y mejorar calidad de vida en la adultez.

Evolución en España de la población con patología asociada a la miopía y sus costes (periodo 2021-2030)

La evolución de la miopía en España (prevalencia pasada y esperada) es la siguiente:

Prevalencia en infancia

En 2021, la miopía afectaba aproximadamente al 19 % de niños entre 5 y 7 años en España. Si continúa la tendencia actual, se estima que para 2030 alrededor del 30,2 % de niños de esa edad será miope.

Los grados de miopía previstos en 2030 entre los niños son de ≈ 81,9 % de miopía baja, ≈ 10 % de miopía moderada y ≈ 7,3 % de miopía alta.

Si se extrapola a toda la población (aunque faltan datos específicos por edades más amplias), se espera que la prevalencia general aumente, especialmente en cohortes jóvenes que arrastrarán la miopía hacia la adultez y la proporción de miopía alta aumente, elevando la probabilidad de complicaciones costosas.

Un análisis socioeconómico español calculó que, en 2030:

- La población con patologías oculares que incluyen miopía alta, glaucoma, degeneración macular asociada a la edad (DMAE), retinopatía diabética y edema macular aumentará hasta ~7,99 millones de pacientes en 2030 (un crecimiento de ~103 % desde 2021). De ellos, aproximadamente 2 millones serán de miopía alta que en 2021 eran 1.199.454.
- El coste total de estas enfermedades alcanzará unos 99.800 millones de € en 2030, de los que aproximadamente 17.500 lo serán por miopía alta (en 2021 este último era de cerca de 10.000).
- El coste por persona / año de la miopía alta en 2021 era de 9.909 € y en 2030 se estima que será de 10.653€.

La estructura de estos costes, es:

- 44 % son costes directos no sanitarios (apoyo informal, adaptaciones en casa, ayudas técnicas).
- 38 % corresponden a pérdida de productividad (reducción de trabajo productivo por discapacidad visual).
- 18 % son costes sanitarios directos (tratamientos, consultas, procedimientos).

¿Es la miopía un problema de salud pública? ¿Cuál es la posición de las sociedades médicas, científicas y de la Organización Mundial de la Salud sobre la miopía?

La miopía, especialmente la miopía alta, se ha convertido en un problema de salud pública global por varias razones: su alta prevalencia y crecimiento rápido, el riesgo de complicaciones graves, la carga económica y social considerable y el impacto negativo en la productividad y la calidad de vida. Para España y muchos países desarrollados, este fenómeno ya exige un enfoque de prevención y control poblacional, no solo tratamiento individual. En resumen, la miopía deja de ser un problema individual y se convierte en un problema poblacional, donde la inversión temprana en control y prevención con intervenciones coste-efectivas probadas puede ahorrar miles de millones y mejorar la salud visual de futuras generaciones.

Los factores que contribuyen a la epidemia y ya comentadas anteriormente son: el estilo de vida urbano (menos tiempo al aire libre), la exposición cercana prolongada (pantallas, lectura intensiva) y los factores genéticos (predisposición familiar). Se trata, por tanto, de un problema multifactorial, lo que requiere estrategias combinadas de prevención y control.

Se deberían de aplicar estrategias de salud pública como la prevención primaria (mayor tiempo al aire libre en la infancia, limitar actividades de visión cercana prolongada), controlar la progresión con las técnicas existentes, educación y concienciación de padres y maestros sobre hábitos visuales saludables. Así como aplicar políticas sanitarias incorporando programas de cribado y control de miopía en escuelas o cobertura de tratamientos de control para reducir complicaciones futuras.

La posición que sobre la miopía adoptan diversas sociedades científicas y de salud, en la actualidad, son las siguientes:

Organización Mundial de la Salud (OMS)

La OMS reconoce la miopía como un problema significativo para la salud pública global. En el *Global Action Plan for the Prevention of Avoidable Blindness and Visual Impairment* 2014–2019, la miopía fue identificada como un objetivo prioritario de acción por parte de los Estados miembros debido a su impacto en la discapacidad visual prevenible. La OMS incluye a los errores de refracción —como la miopía— entre las principales causas de discapacidad visual en todo el mundo y destaca que muchos de estos casos no se corrigen de forma adecuada, fomentando la persistencia de la discapacidad.

El mensaje de la OMS es que la miopía es un fenómeno global creciente que requiere atención integrada en políticas nacionales de salud y sistemas de atención ocular, con énfasis en prevención, detección temprana y manejo adecuado.

Aunque no existe una declaración específica, diversas fuentes y organizaciones de profesionales interpretan y comunican que la OMS considera a la miopía como uno de los grandes problemas de salud pública y “pandemia silenciosa” por su rápida expansión y carga futura.

Consejo Mundial de Optometría (*World Council of Optometry* – WCO)

El WCO aprobó por unanimidad una resolución sobre el estándar de atención para el manejo de la miopía en 2021, en la que:

- Declara que la miopía es un problema de salud pública que exige acción clínica y comunitaria.
- Recomienda que los optometristas no solo corrijan visión, sino que implementen un enfoque integral de mitigación, medición y manejo de la miopía.
- Identifica la necesidad de educación a familias y comunidades sobre factores de riesgo y opciones para prevenir y controlar la progresión.

La resolución insta a cambiar la práctica profesional hacia un estándar de atención que incluya:

1. Educación y consejo sobre estilos de vida (más tiempo al aire libre, menor visión próxima prolongada).
2. Exámenes visuales regulares con medición refractiva y, cuando sea posible, LA.
3. Uso de intervenciones basadas en evidencia para ralentizar la progresión de la miopía, además de la corrección óptica estándar.

El WCO publicó un estándar de atención para el manejo de la miopía por optometristas y la resolución puede encontrarla el lector, en español, en:

https://myopia.worldcouncilofoptometry.info/wp-content/uploads/2021/08/WCO-Standard-of-Care-Resolution_Spanish.pdf

En resumen, el mensaje de la WCO es que la miopía debe manejarse como una condición crónica que va más allá de la simple corrección con lentes y requiere gestión proactiva y basada en evidencia.

Sociedad Mundial de Oftalmología Pediátrica y Estrabismo (*World Society of Paediatric Ophthalmology and Strabismus* -WSPOS)

La *WSPOS* ha publicado una declaración/consenso sobre el manejo de la miopía en 2023 disponible en múltiples idiomas y en la que reconoce que existe suficiente evidencia científica para justificar la adopción de medidas de prevención y CM en la práctica clínica, especialmente en niños con miopía progresiva.

La declaración es de consenso entre miembros de la sociedad y se difunde como guía para profesionales, reforzando la importancia de integrar estrategias de control en la atención pediátrica diaria.

El mensaje de la WSPOS es que la evidencia científica respalda la inclusión de intervenciones que frenen la progresión de miopía en niños como parte del manejo habitual.

Otras sociedades y organizaciones científicas relevantes

Varias sociedades de oftalmología nacionales y regionales (p. ej., sociedades europeas de Oftalmología) y grupos de trabajo internacionales han incluido la miopía y sus complicaciones como temas prioritarios en conferencias y publicaciones científicas, subrayando su creciente importancia como problema de salud pública global.

El *National Eye Institute* (NIH) y otras agencias de salud pública reconocen el aumento global de la miopía y estudian sus causas, impacto y opciones de manejo preventivo.

En resumen, las principales entidades de salud y sociedades científicas coinciden en que:

La miopía está aumentando a nivel mundial y representa un desafío de salud pública con implicaciones sanitarias, sociales y económicas.

No puede ser abordada únicamente como un defecto refractivo aislado, sino que requiere estrategias integradas de prevención, detección temprana, seguimiento y manejo basado en evidencia.

La respuesta profesional y sanitaria debe evolucionar para incorporar enfoques de control de progresión, educación pública y políticas de salud.

Capítulo 6. MIOPÍA: PREVENCIÓN Y RETOS FUTUROS

¿Es posible prevenir la miopía a día de hoy?

En premiopes (que son, como vimos, niños o jóvenes con factores de riesgo de desarrollar miopía, pero que aún no lo son), la prevención se centra en retrasar la aparición y reducir la probabilidad de progresión futura. Los tratamientos empleados y sus resultados según la evidencia actual (figuras 10 y 11), son:

1. Tratamientos ópticos

El principio es modificar el desenfoque periférico hipermetrópico del ojo con lentes oftálmicas de desenfoque periférico como los mencionados en capítulos anteriores. Los estudios realizados hasta el momento muestran una eficacia en retrasar la aparición de la miopía en premiopes con esta actuación. Reducen el riesgo de conversión de premiopía a miopía en aproximadamente un 60-70% en los primeros 1-2 años. Son una opción establecida y de primera línea. Se prescriben a niños premiopes con factores de riesgo significativos.

2. Tratamientos farmacológicos

Atropina en bajas dosis, siendo 0,01% (o algo superior) la dosis estándar para el control de progresión. Para la prevención se están estudiando esas dosis y también otras más bajas como p. ej. 0,005% y 0,001%.

El estudio LAMP está investigando específicamente la eficacia de atropina 0,05%, 0,025% y 0,01% en retrasar la aparición de la miopía en niños premiopes. Los resultados preliminares son prometedores. Los datos más sólidos sugieren que la atropina 0,01% puede reducir el riesgo de inicio de miopía en un 50-60% en niños premiopes de alto riesgo. Es una estrategia farmacológica validada y en uso creciente. Muchos especialistas la ofrecen, especialmente a niños con riesgo muy alto (p. ej. dos padres miopes o progresión rápida de la refracción hacia valores miópicos).

3. Tratamientos con luz (Fototerapia)

Este es el área con evidencia robusta y consensuada para la prevención. El tiempo al aire libre, los dispositivos que emiten luz artificial de alta intensidad y la terapia con luz roja son tratamientos que se están aplicando o investigando para la prevención de la miopía en premiopes.

3A. Tiempo al aire libre / exposición a luz solar de alta intensidad que estimula la liberación de dopamina en la retina, un neurotransmisor que inhibe el alargamiento del ojo. También promueve la visión lejana y la síntesis de vitamina D. Numerosos estudios epidemiológicos y ensayos controlados han demostrado de forma consistente y clara que, como ya se ha dicho, pasar más tiempo al aire libre reduce significativamente la incidencia de miopía. Es un método preventivo efectivo y con apenas efectos secundarios. Se estima que por cada 40-60 minutos adicionales al día al aire libre, se reduce el riesgo de desarrollar miopía en aproximadamente un 15-25%. Es una recomendación universal y de primera línea. Todas las guías clínicas aconsejan más de 80-120 minutos diarios de actividades al aire libre con luz natural como estrategia de salud pública y personal para prevenir la miopía.

3B. Las lámparas/luces artificiales de alta intensidad. Dispositivos que emiten luz de espectro similar al solar, pero con intensidades muy altas (ej. 10.000 lux o más) también se están intentando basados en los resultados del efecto de la luz solar. Estudios piloto muestran que su uso diario en interiores puede tener un efecto similar al tiempo exterior. Actualmente está en investigación y no está estandarizada. No hay dispositivos médicos ampliamente aprobados para este fin. Existen interrogantes sobre seguridad y cumplimiento. No sustituye al tiempo al aire libre.

3C. La terapia con luz roja de baja intensidad (RLRL) de la que ya hemos hablado anteriormente como técnica de control, ha sido un tema de investigación reciente como intervención para prevenir la miopía. Es una forma de fototerapia en la que se aplica luz roja de baja potencia (generalmente alrededor de ~650 nm) a los ojos durante sesiones breves (p. ej., 3 minutos, 1–2 veces al día, varios días a la semana) con la idea de influir en procesos biológicos que puedan ayudar a modular el crecimiento axial del ojo.

Un ensayo clínico aleatorizado en niños con premiopía evaluó si la exposición repetida a luz roja podía reducir la incidencia de miopía comparado con no recibir la terapia. Los resultados principales a 12 meses fueron de incidencia de miopía de un 40,8 % en el grupo con terapia vs un 61,3 % en el grupo control, lo que representa una reducción relativa de ~33 % en el riesgo de desarrollar miopía tras 1 año con la terapia.

En todos los casos, lo anterior debe de complementarse con la gestión del tiempo de visión cercana, limitando el uso excesivo de pantallas (tablets, móviles, televisores) y la lectura prolongada sin pausas, aplicando la regla 20-20-20 y fomentando descansos regulares en actividades escolares intensivas o tareas en casa.

Study or Subgroup	Pre-myopia Mean	Pre-myopia SD	Pre-myopia Total	Control Mean	Control SD	Control Total	Weight	Mean difference IV, Random, 95%CI
1.2.1 Atropine 0.01%								
Gao et al. (2025)	0.15	0.392	83	0.41	0.415	90	13.7%	-0.26 [-0.38 , -0.14]
He et al. (2025)	0.26	0.16	32	0.32	0.15	32	17.7%	-0.06 [-0.14 , 0.02]
Jethani et al. (2022)	0.12	0.1	30	0.21	0.2	30	17.3%	-0.09 [-0.17 , -0.01]
Subtotal (HKSJ[a])			**145**			**152**	**48.6%**	**-0.13 [-0.39 , 0.13]**
Test for overall effect: T = 2.14, df = 2 (P = 0.17)								
Heterogeneity: Tau² (REML[b]) = 0.01; Chi² = 7.86, df = 2 (P = 0.02); I² = 79%								
1.2.2 Repeated low-level red light								
He et al. (2023)	0.3	0.27	120	0.47	0.25	111	18.5%	-0.17 [-0.24 , -0.10]
Liu et al. (2024)	0.145	0.175	40	0.292	0.128	36	18.3%	-0.15 [-0.22 , -0.08]
Subtotal (HKSJ[a])			**160**			**147**	**36.8%**	**-0.16 [-0.30 , -0.01]**
Test for overall effect: T = 13.81, df = 1 (P = 0.05)								
Heterogeneity: Tau² (REML[b]) = 0.00; Chi² = 0.22, df = 1 (P = 0.64); I² = 0%								
1.2.3 Spectacle lenses								
Gao et al. (2025)	0.1	0.319	83	0.41	0.415	90	14.6%	-0.31 [-0.42 , -0.20]
Subtotal			**83**			**90**	**14.6%**	**-0.31 [-0.42 , -0.20]**
Test for overall effect: Z = 5.53 (P < 0.00001)								
Heterogeneity: Not applicable								
Total (HKSJ[a])			**388**			**389**	**100.0%**	**-0.17 [-0.26 , -0.07]**

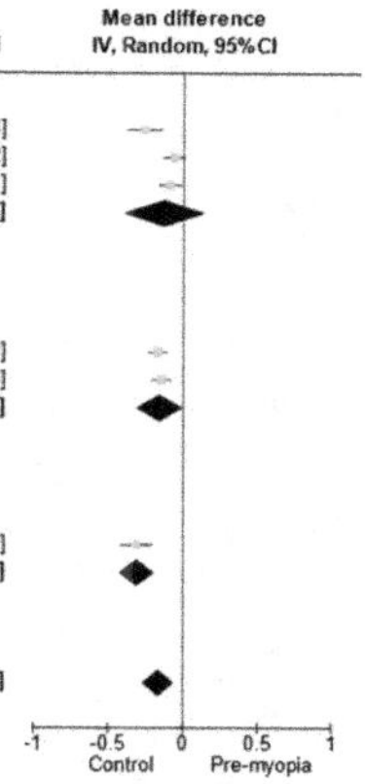

Test for overall effect: T = 4.33, df = 5 (P = 0.008)
Test for subgroup differences: Chi² = 7.35, df = 2 (P = 0.03), I² = 72.8%
Heterogeneity: Tau² (REML[b]) = 0.01; Chi² = 19.27, df = 5 (P = 0.002); I² = 78%

Footnotes
[a]CI calculated by Hartung-Knapp-Sidik-Jonkman method.
[b]Tau² calculated by Restricted Maximum-Likelihood method.

Figura 10. Metaanálisis ⁽⁾ del efecto sobre la LA a los 12 meses de las intervenciones preventivas en niños premiopes. Las intervenciones fueron con atropina 0,01%, RLRL y lentes oftálmicas de CM. Del autor y Martinez-Perez C y Piñero D. Interventions to Prevent Myopia Onset in Pre-Myopic Children: A Systematic Review and Meta-Analysis. 2026 (en preparación).*

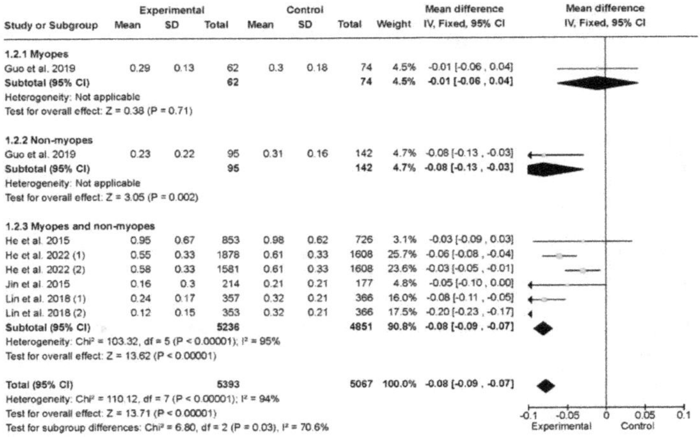

Figura 11. Metaanálisis (*) sobre el efecto de las intervenciones al aire libre en la evolución de la LA entre las mediciones iniciales y finales en niños miopes, no miopes y una combinación de ambos. Los números (1) y (2), en los estudios analizados, indican diferencias de exposición a la luz dentro de los ensayos clínicos aleatorizados (ECAs) comparados. En el estudio de He et al., el número 1 añadió 40 minutos de tiempo al aire libre, mientras que el número 2 añadió 80 minutos. En el estudio de Lin et al., el número 1 pasó 7 horas semanales al aire libre, mientras que el número 2 pasó 14 horas semanales al aire libre. Reproducido de: Martínez-Pérez C, Sánchez-Tena MA, Sánchez-González JM, Villa-Collar C, Álvarez-Peregrina C. Influence of outdoor time on the spherical equivalent and axial length in childhood myopia: A meta-analysis. Acta Ophthalmol. 2025 Dec;103(8):864-878. Figura reproducida bajo licencia Creative Commons Atribution 4.0 International (CC BY 4.0).

(*) Un diagrama de bosque (forest plot) es la representación gráfica de los resultados de un metaanálisis. Se interpreta mirando varios elementos clave: 1. Mirar el diamante que es lo más importante. ¿Está todo el diamante a un lado de la línea central? Si es así implica un resultado significativo. 2. Mirar la posición: ¿Los resultados favorecen al tratamiento o al control? 3. Mirar la heterogeneidad: ¿Los cuadrados y sus bigotes están más o menos alineados verticalmente? Si unos están muy a la izquierda y otros muy a la derecha, hay mucha variabilidad entre estudios.

¿Cuáles son los aspectos poco conocidos de la miopía y que deberíamos de dar respuesta en el futuro?

Los aspectos poco conocidos de la miopía y que deberán ser objeto de investigación son:

En miopía juvenil,

1. Mecanismos moleculares de elongación axial

Aunque se sabe que la elongación axial es la base de la miopía, los mediadores exactos son poco comprendidos por lo que se debe de aumentar el conocimiento de los factores involucrados como la dopamina retinal, los factores de crecimiento (IGF-1), las proteínas de la matriz extracelular y las vías inflamatorias. Uno de los objetivos futuros será el de desarrollar fármacos dirigidos a vías específicas que inhiban la elongación axial sin afectar la acomodación.

2. Influencia genética y epigenética

Conocemos más de 400 loci genéticos asociados con miopía, muchos relacionados con desarrollo ocular y remodelación de la esclerótica. Deberíamos conocer más sobre la epigenética: dieta, luz y hábitos que puedan "activar" o "modular" genes de riesgo. El objetivo sería el de la predicción temprana de riesgo individual y del control personalizado.

3. Rol del desenfoque periférico

Conocemos que la hipermetropización periférica estimula el crecimiento axial, pero debemos de conocer más sobre como optimizar la corrección periférica para máxima eficacia.

4. Impacto de la microbiota ocular y sistémica

Estudios iniciales sugieren que cambios en microbiota ocular y intestinal pueden influir en remodelación ocular. El objetivo futuro es de tener un posible potencial para intervenciones dietéticas o probióticas.

En miopía patológica,

1. Remodelación escleral y riesgo de complicaciones

La alta miopía implica adelgazamiento progresivo de esclera y retina, predisponiendo a DR, neovascularización coroidea y degeneración macular miópica. Conocer biomarcadores claros para su prevención es un claro objetivo futuro.

Los biomarcadores de riesgo incluyen mediciones de grosor escleral y vascularización coroidea. Los biomarcadores emergentes, su aplicación y estado actual son los siguientes de la tabla 4.

Tabla 4. Biomarcadores, aplicación y estado actual.

Biomarcador	Aplicación	Estado actual
Grosor escleral	Predice riesgo de progresión rápida y complicaciones	Investigación
Longitud axial	Seguimiento de control óptico/farmacológico	Clínico habitual
Grosor coroideo	Relacionado con riesgo de degeneración macular miópica	Investigación avanzada
Niveles de dopamina y metabolitos retinianos	Potencial predictor de respuesta a intervenciones	Preclínico
Polimorfismos genéticos (p.ej. GJD2, ZIC2, PRSS56)	Identificación de riesgo hereditario	Investigación
Biomarcadores inflamatorios (citocinas, MMPs)	Posible predictor de progresión rápida o complicaciones	Experimental

2. Factores de progresión rápida

No siempre correlacionan con el grado de miopía actual; algunos ojos progresan más rápido por factores biomecánicos, genéticos o metabólicos. Falta más conocimiento a este nivel.

3. Inflamación crónica y estrés oxidativo

Estudios recientes sugieren que el estrés oxidativo y mediadores inflamatorios locales pueden favorecer elongación excesiva y daño retiniano. Es una línea de investigación muy clara en el futuro: la influencia real de la inflamación ocular en la miopía patológica.

En resumen, las líneas futuras de control que se consideran prioritarias son:

1. Terapias farmacológicas personalizadas como la atropina a dosis individualizadas según riesgo genético y respuesta y nuevos fármacos anti-metaloproteinasa de matriz (MMP), moduladores de dopamina, inhibidores de VEGF (factor de crecimiento endotelial vascular) para miopía patológica.
2. Optimización de lentes de control periférico. Lentes multifocales y de contacto adaptadas a perfil individual de desenfoque periférico.

3. Intervenciones tempranas basadas en biomarcadores para identificación de niños con alto riesgo mediante genética y OCT antes de que la miopía progrese y control proactivo para prevenir alta miopía y complicaciones.
4. Seguimiento digital y remoto. Uso de apps y dispositivos portátiles para medir acomodación, distancia de lectura y exposición a luz natural y datos integrados para ajustar lentes o fármacos.

Mucho de lo anterior será realidad gracias al Big Data y a la Inteligencia Artificial (IA).

Aplicaciones actuales y futuras de la Inteligencia Artificial a la miopía

Se espera la aportación de la IA, en el campo de la miopía, en los aspectos siguientes:

1. Detección precoz de miopía y riesgo de progresión

a) Análisis de imágenes oculares de OCT (tomografía de coherencia óptica) y FO. La IA puede detectar adelgazamiento coroideo, elongación axial inicial y cambios en retina periférica. Su objetivo es detectar signos antes de que la miopía se manifieste clínicamente. Ejemplo: redes neuronales que clasifican riesgo de progresión de miopía alta a partir de imágenes de fondo de ojo.

b) Predicción basada en datos multifactoriales. La IA puede integrar, edad, LA, antecedentes familiares, hábitos visuales, genética y polimorfismos asociados con el objetivo de obtener algoritmos que puedan predecir la probabilidad de progresión rápida, ayudando a decidir la intervención temprana.

2. Control y seguimiento personalizado

a) Monitoreo remoto mediante sensores o apps que miden tiempo de exposición a luz natural, distancia de lectura y actividad visual cercana. La IA analiza patrones para recordatorios de pausas visuales o ajuste dinámico de lentes multifocales o programas de ortoqueratología

b) Planificación óptica personaliza. Algoritmos que calculan la distribución óptima de desenfoque periférico en lentes multifocales o de contacto con el objetivo de maximizar la reducción de progresión de la miopía según la anatomía ocular individual.

c) Optimización de dosis farmacológica. La IA puede ayudar a determinar la concentración ideal de atropina según edad, riesgo genético y respuesta inicial.

3. Diagnóstico y prevención de complicaciones en miopía patológica

La IA aplicada a OCT avanzado, angiografía y análisis de fondo de ojo puede detectar signos tempranos de degeneración macular miópica, neovascularización coroidea o riesgo de desprendimiento de retina y diferenciar entre cambios normales de alta miopía y alteraciones que requieren intervención inmediata. Reduce dependencia de interpretación humana y permite seguimiento remoto frecuente.

4. Investigación y descubrimiento de biomarcadores

La IA permite analizar grandes bases de datos de imágenes, genética y metabolómica. Sus posibles aplicaciones serian identificar nuevos biomarcadores de riesgo o progresión y validar la eficacia de nuevos fármacos o lentes en ensayos clínicos grandes, así como descubrir correlaciones entre factores ambientales y progresión de miopía no evidentes al ojo humano.

En resumen, la IA no solo podrá ayudar a detectar miopía más temprano, sino también a personalizar tratamiento, seguimiento y prevención de complicaciones. Su verdadero potencial está en la integración de datos multimodales (genética, imágenes, hábitos) para un control proactivo y preciso, antes de que la miopía avance o genere daño irreversible.

EPÍLOGO
Recapitulando: lo esencial sobre la miopía

Este epílogo servirá para que el lector cierre el libro no con una sensación de problema, sino de posibilidad, y con una hoja de ruta mental clara sobre lo más importante que debe recordar.

Sobre la miopía

No existe una única "teoría de la miopía". El consenso científico actual es que es un trastorno de la emetropización (el proceso por el cual el ojo alcanza su longitud correcta en torno a los 6 años de edad), donde múltiples vías (ópticas, bioquímicas y genéticas) convergen para provocar un crecimiento ocular excesivo, impulsado principalmente por los cambios radicales en nuestro entorno visual y estilo de vida. Una visión moderna y consolidada de la miopía sería la de un problema causado por una interacción Gen-Ambiente-Desarrollo.

La miopía, con excepción de la denominada miopía patológica, no se considera una enfermedad, sino un defecto refractivo del ojo. Lo que sí ocurre es que al aumentar su valor dióptrico aumenta el riesgo de enfermedades oculares. Es decir, no es enfermedad, pero puede predisponer a ellas.

La prevalencia global de la miopía que era del 34% en 2020, se espera que llegue al 50% en 2050, afectando a casi 5 mil millones de personas. Entre niños y adolescentes, la proyección es más grave, estimándose que un 40% será miope en 2050, superando los 740 millones de casos. Los estudios a nivel mundial mostraron que la COVID-19 y las medidas de confinamiento asociadas provocaron un aumento significativo y acelerado en la prevalencia de la miopía, especialmente en niños en edad escolar.

Sobre la miopía juvenil

Los factores predisponentes a la miopía juvenil son complejos y actúan en conjunto. La evidencia científica los clasifica principalmente en dos grandes grupos: factores genéticos/individuales (que definen la susceptibilidad) y factores ambientales/conductuales (que desencadenan o aceleran el desarrollo de la miopía).

La edad de aparición es uno de los factores más críticos para predecir la progresión de la miopía juvenil y el grado final que alcanzará. Cuanto antes aparece, mayor es el riesgo de desarrollar una miopía alta. En la mayoría de los casos, la miopía simple juvenil se estabiliza entre los 18 y los 25 años. La miopía alta suele estabilizarse más tarde, generalmente entre los 20 y los 30 años.

El CM es la aplicación clínica de intervenciones específicas y basadas en la evidencia, destinadas a ralentizar la progresión de la miopía y la elongación axial. Su objetivo principal es el de reducir la tasa de aumento para disminuir el riesgo futuro de complicaciones asociadas a las comorbilidades de la miopía alta. Actualmente, se cuenta con distintos tratamientos para el control de la progresión de la miopía. Los podemos dividir en tratamientos ópticos, farmacológicos, basados en la luz monocromática o solar y otros.

Basándonos en los datos globales más recientes, la prescripción de tratamientos de CM está cambiando, aunque sigue dominada por la corrección visual tradicional. Las tendencias actuales muestran un incremento constante en la adopción de tratamientos específicos y una visión clínica que evoluciona hacia estrategias combinadas. No existe un tratamiento perfecto para el CM. La elección debe equilibrar la eficacia con el perfil de seguridad y el estilo de vida del paciente y deben de usarse durante toda la fase de progresión activa.

La conclusión más importante en el manejo de la miopía es que se trata de un proceso dinámico que requiere un seguimiento personalizado por parte de un especialista. El objetivo es maximizar el control durante los años de crecimiento para reducir el riesgo final de miopía alta y sus complicaciones asociadas y suspender el tratamiento de forma segura cuando ya no sea necesario.

Sobre la miopía que aparece en la edad adulta

La miopía de aparición en la edad adulta no es un grupo homogéneo, cambia bastante según la etapa de la vida. Se denomina así a la miopía que no estaba presente en la infancia o adolescencia y se manifiesta a partir de los 18 años. Suele ser de grado bajo a moderado, más relacionada con factores ambientales que genéticos y con progresión más lenta que la miopía juvenil.

Los tratamientos empleados para el CM que aparece en la edad adulta, respecto a la juvenil, son las mismas. Sin embargo, muchas estrategias eficaces en niños no tienen el mismo impacto en adultos. Hay que tener en cuenta que toda la evidencia científica de estas técnicas lo han sido para edades comprendidas entre los 6 y 18 años en donde se han desarrollado prácticamente todos los ECAs.

Sin embargo, aquí sí hay espacio para intervenciones conductuales, fundamentalmente aumentar el tiempo al aire libre, la higiene visual, las pausas en trabajo de cerca (regla 20-20-20) y el control del uso de dispositivos digitales.

Otras miopías a considerar serian aquellas consecuencias de cambios en el cristalino (como las cataratas) o secundarias a otras patologías oculares o sistémicas y tratamientos farmacológicos asociados.

Después de CR puede producirse una regresión de parte de las D tratadas. Importante tener en cuenta que el ojo intervenido, incluso con cero D, no deja de ser un ojo con estructuras miópicas.

Sobre la miopía patológica

No se define solo por la cantidad de D, sino por la presencia de alteraciones degenerativas retinianas, coroideas y esclerales. La miopía patológica se caracteriza por: 1. Adelgazamiento de estructuras, rectificación de estructuras vasculares y tracción de estructuras rígidas, y 2. Presencia de estafiloma posterior.

La prevalencia global estimada es de 1–3% de la población y representa una de las principales causas de ceguera irreversible en adultos jóvenes. Es mucho más frecuente en poblaciones asiáticas (especialmente Asia oriental) y países con alta prevalencia de miopía infantil. Suele iniciarse en la infancia o adolescencia y progresar durante la vida adulta con riesgo creciente cuando se inicia temprano y progresa rápido en la infancia. Aunque la miopía patológica es relativamente poco frecuente en términos absolutos (< 4 % de la población), es mucho más común dentro del grupo de miopía alta. Entre personas con miopía alta, la miopía patológica puede observarse en 50 %–70 % de los casos en algunas cohortes, aunque los rangos son amplios según la definición y grupo etario.

A tener en cuenta que entre 30–50% de los pacientes con miopía patológica desarrollan pérdida visual significativa en la edad adulta. Aproximadamente el 10–20% alcanzan criterios de baja visión o ceguera legal a lo largo de la vida. Es una de las primeras causas de ceguera no reversible en adultos jóvenes en muchos países.

Sobre la miopía como problema de salud pública

La miopía, especialmente la miopía alta, se ha convertido en un problema de salud pública global por varias razones, alta prevalencia y crecimiento rápido, riesgo de complicaciones graves, carga económica y social considerable, impacto en productividad y calidad de vida. Para España y muchos países desarrollados, este fenómeno ya exige un enfoque de prevención y control poblacional, no solo tratamiento individual. En resumen, la miopía deja de ser un problema individual y se convierte en un problema poblacional, donde la inversión temprana en control y prevención puede ahorrar miles de millones y mejorar la salud visual de futuras generaciones.

El costo del control temprano es menor que el tratamiento de complicaciones. Cada dioptría evitada, reduce el riesgo de enfermedades oculares, disminuye gastos médicos futuros, preserva años de productividad por lo que prevenir la progresión hoy es igual a un ahorro sanitario y social mañana. La miopía es, por tanto, una inversión o una deuda, según se trate o no a tiempo. El control temprano no solo protege la visión, protege la economía personal y colectiva. Se conoce que aproximadamente aumentar 1 D aumenta el riesgo ~1,5–2 veces y reducir 1 D puede disminuir el riesgo relativo ~30–50% de maculopatía miópica. Reducir 1 D disminuye 15–30% de DR, 10–20% de glaucoma de ángulo abierto y en torno a un 10–15% de cataratas. Estas tres últimas condiciones aumentan linealmente el riesgo por cada D de aumento. En conclusión, cada D de no aumento importa y el efecto es más marcado cuanto más alta es la miopía inicial.

Las principales entidades de salud y sociedades científicas, coinciden en que la miopía representa un desafío de salud pública con implicaciones sanitarias, sociales y económicas. No puede ser abordada únicamente como un defecto refractivo aislado, sino que requiere estrategias integradas de prevención, detección temprana, seguimiento y manejo basado en evidencia. La respuesta profesional y sanitaria debe evolucionar para incorporar enfoques de control de la progresión, educación pública y políticas de salud.

Sobre la prevención y el futuro de la miopía

Actualmente comienzan a aplicarse, en premiopes, algunas técnicas para prevenir la aparición de la miopía. Estas deben de complementarse con la gestión del tiempo de visión cercana, limitando el uso excesivo de pantallas (tablets, móviles, televisores) y la lectura prolongada sin pausas, aplicando la regla 20-20-20 y fomentar descansos regulares en actividades escolares intensivas o tareas en casa.

Se espera desarrollar en el futuro un mayor conocimiento sobre distintos aspectos de la miopía. Por ejemplo, a) tratamientos farmacológicos personalizados como la atropina a dosis individualizadas según el riesgo genético, b) respuesta a nuevos fármacos anti-MMP; moduladores de dopamina; inhibidores de VEGF para miopía patológica, c) optimización de lentes de control periférico (lentes multifocales y de contacto adaptadas al perfil individual de desenfoque periférico), d) intervenciones tempranas basadas en biomarcadores para identificación de niños con alto riesgo, mediante genética y OCT, antes de que la miopía progrese, e) control proactivo para prevenir la alta miopía y sus complicaciones, f) seguimiento digital y remoto, como el uso de apps y dispositivos portátiles, para medir la acomodación, la distancia de lectura y la exposición a luz natural e integrar los datos para ajustar los tratamientos.

Mucho de lo anterior espera poder ser desarrollado por el desarrollo de Big Data e IA aplicada a la miopía.

BIBLIOGRAFÍA

El autor declara el uso de asistentes de inteligencia artificial, entre ellos ChatGPT y DeepSeek, durante las fases de documentación y redacción preliminar de este libro. Su función se limitó a la generación de borradores y la síntesis de información, bajo supervisión y verificación humana constante. La interpretación, el rigor argumental y la voz última de la obra son exclusivamente humanos.

La bibliografía consultada y recomendada se expone a continuación por fecha de publicación (desde la más reciente). Después, y por orden también temporal, se exponen las publicaciones del autor con su grupo de investigación y otros colaboradores, en el tema tratado en cada capítulo del libro.

Bibliografía consultada

Li DL, Guo TH, Grzybowski A, Pan CW. Neuroeconomics and myopia prevention: A framework for public health intervention. Acta Ophthalmol. 2026 Feb 10. Epub ahead of print.

Ashby R, Harb EN, Ostrin LA, Flitcroft DI, Schaeffel F, Karouta C, Gawne T, Chakraborty R, Thomson K, Read S, Baraas RC, Najjar RP, Rose K, Phillips JR, Wu PC, He X, Liu XN, Lan W, Swiatczak B, Torii H, Chia A, Morgan I. IMI: The Role of Light in Refractive Development and Myopia: Evidence from Animal and Human Studies. Invest Ophthalmol Vis Sci. 2025 Dec 1;66(15):5.

Liu S, Zhou X, Zhao J. How sleep disturbance promotes myopia: A perspective on potential biological mechanisms. Exp Eye Res. 2025 Dec;261:110645.

Doyle M, O'Donnell A, Harrington S, O'Dwyer V, Moore M. Prevalence of clinically significant refractive error in children in Europe: Systematic review and meta-analysis. PLoS One. 2025 Nov 12;20(11):e0335666.

Mutti DO, Sinnott LT, Cotter SA, Jones-Jordan LA, Kleinstein RN, Manny RE, Twelker JD, Zadnik K; CLEERE Study Group. Axial length as a function of age, sex, and ethnicity: Results from the CLEERE study. Optom Vis Sci. 2025 Nov 1;102(11):681-690.

Kohnen T. Myopia: Still a widespread deviation from the norm or already a pandemic? J Cataract Refract Surg. 2025 Nov 1;51(11):939-940.

Maulvi FA, Desai DT, Kalaiselvan P, Shah DO, Willcox MDP. Current and emerging strategies for myopia control: a narrative review of optical, pharmacological, behavioural, and adjunctive therapies. Eye (Lond). 2025 Oct;39(14):2635-2644.

Yang Y, Lee D, Gettinger K, Tsubota K, Negishi K, Kurihara T, Tomita Y. Mechanisms Underlying Myopia Progression from Visual Signaling to Metabolic Remodeling in Retina. JMA J. 2025 Oct 15;8(4):1031-1038.

Voogelaar M, Tedja MS, Guggenheim JA, Saw SM, Tjon-Fo-Sang M, Mackey DA, Hammond CJ, Klaver CCW, Verhoeven VJM. IMI-Myopia Genetics Report. Invest Ophthalmol Vis Sci. 2025 Oct 1;66(13):22.

Bullimore MA, Saunders KJ, Baraas RC, Berntsen DA, Chen Z, Chia AWL, Goto S, Jiang J, Lan W, Logan NS, Najjar RP, Polling JR, Read SA, Woodman-Pieterse EC,

Széll N, Verkicharla PK, Wu PC, Zhu X, Loughman J, Nagra M, Phillips JR, Tran HDM, Vera-Diaz FA, Yam J, Liu YM, Singh SE, Wildsoet CF. IMI-Interventions for Controlling Myopia Onset and Progression 2025. Invest Ophthalmol Vis Sci. 2025 Sep 2;66(12):39.

Bullimore MA, Saunders KJ, Baraas RC, Berntsen DA, Chen Z, Chia AWL, Goto S, Jiang J, Lan W, Logan NS, Najjar RP, Polling JR, Read SA, Woodman-Pieterse EC, Széll N, Verkicharla PK, Wu PC, Zhu X, Loughman J, Nagra M, Phillips JR, Tran HDM, Vera-Diaz FA, Yam J, Liu YM, Singh SE, Wildsoet CF. IMI-Interventions for Controlling Myopia Onset and Progression 2025. Invest Ophthalmol Vis Sci. 2025 Sep 2;66(12):39.

Pan W, Morgan I, Flitcroft I, Rose K, Ostrin LA, Rosenfield M, Govender-Poonsamy P, Siu-Villaseñor D, Kaymak H, Khew JM, Woo O, Tsubota K, Shinde L, Prenat O, Ma J, Qu J, Yang Z, Wang Y, Tan KO, Davis A, Lan W. The need to address the myopia pandemic: summary report of the global myopia public health summit 2024. Glob Health Res Policy. 2025 Sep 23;10(1):45.

Xie S, He L, Xie X, Xu X. Effects of genetic factors and visual behaviors on interventions for myopia prevention and control in children: a systematic review and meta-analysis. Transl Pediatr. 2025 Jul 31;14(7):1602-1615.

Bennett H, Britton A, O'Sullivan D, Lado F. Cost-effectiveness of myopia-control spectacles and contact lenses for children and adolescents in Wales. Cost Eff Resour Alloc. 2025 Jun 4;23(1):26.

Flitcroft I, Bullimore MA, Gifford KL, Jonas JB, Jones D, Jones LW, Kang P, Resnikoff S, Walline J, Wildsoet CF; International Myopia Institute (IMI). Myopia Correction, Myopia Control and Myopia Management: Definitions and Recommended Usage. Invest Ophthalmol Vis Sci. 2025 Jun 2;66(6):41.

Karouta C, Thomson K, Morgan I, Ashby R. Light Inhibits Lens-Induced Myopia through an Intensity-Dependent Dopaminergic Mechanism. Ophthalmol Sci. 2025 Mar 28;5(5):100779.

Ruamviboonsuk V, Lanca C, Grzybowski A. Biomarkers: Promising Tools Towards the Diagnosis, Prognosis, and Treatment of Myopia. J Clin Med. 2024 Nov 10;13(22):6754.

Pablo L, Garay-Aramburu G, García Layana A, Fernandez A, Vázquez I, Acebes X, Zulueta J, Balonga D, Salinas-Ortega L, Muñoz Á, Casado Gómez A, Casado MÁ,

Salvador J, Bañón-Rodriguez I, Ruíz-Moreno JM. Assessing the economic burden of vision loss and irreversible legal blindness in Spain (2021-2030): a societal perspective. Health Econ Rev. 2024 Sep 3;14(1):70.

So C, Lian J, McGhee SM, Sum RWM, Lam AKC, Yap MKH. Lifetime cost-effectiveness of myopia control intervention for the children population. J Glob Health. 2024 Sep 20;14:04183.

Vision Loss Expert Group of the Global Burden of Disease Study; GBD 2019 Blindness and Vision Impairment Collaborators. Global estimates on the number of people blind or visually impaired by Uncorrected Refractive Error: a meta-analysis from 2000 to 2020. Eye (Lond). 2024 Aug;38(11):2083-2101.

Cai HM, Li MY, Cao Y, Wu YL, Liang M, Chen YS, Xian BK, Huang YJ, Kong XB. Effect of artificial natural light on the development of myopia among primary school-age children in China: a three-year longitudinal study. Int J Ophthalmol. 2024 May 18;17(5):924-931.

Sánchez-Tena MÁ, Ballesteros-Sánchez A, Martinez-Perez C, Alvarez-Peregrina C, De-Hita-Cantalejo C, Sánchez-González MC, Sánchez-González JM. Assessing the rebound phenomenon in different myopia control treatments: A systematic review. Ophthalmic Physiol Opt. 2024 Mar;44(2):270-279.

Xu R, Zheng J, Liu L, Zhang W. Effects of inflammation on myopia: evidence and potential mechanisms. Front Immunol. 2023 Oct 2;14:1260592.

Bullimore MA, Lee SS, Schmid KL, Rozema JJ, Leveziel N, Mallen EAH, Jacobsen N, Iribarren R, Verkicharla PK, Polling JR, Chamberlain P. IMI-Onset and Progression of Myopia in Young Adults. Invest Ophthalmol Vis Sci. 2023 May 1;64(6):2.

Zhang C, Zhao J, Zhu Z, Li Y, Li K, Wang Y, Zheng Y. Applications of Artificial Intelligence in Myopia: Current and Future Directions. Front Med (Lausanne). 2022 Mar 11;9:840498.

Modjtahedi BS, Abbott RL, Fong DS, Lum F, Tan D; Task Force on Myopia. Reducing the Global Burden of Myopia by Delaying the Onset of Myopia and Reducing Myopic Progression in Children: The Academy's Task Force on Myopia. Ophthalmology. 2021 Jun;128(6):816-826.

Ohno-Matsui K, Wu PC, Yamashiro K, Vutipongsatorn K, Fang Y, Cheung CMG, Lai TYY, Ikuno Y, Cohen SY, Gaudric A, Jonas JB. IMI Pathologic Myopia. Invest

Ophthalmol Vis Sci. 2021 Apr 28;62(5):5. doi: 10.1167/iovs.62.5.5. Erratum in: Invest Ophthalmol Vis Sci. 2021 Jun 1;62(7):17.

GBD 2019 Blindness and Vision Impairment Collaborators; Vision Loss Expert Group of the Global Burden of Disease Study. Causes of blindness and vision impairment in 2020 and trends over 30 years, and prevalence of avoidable blindness in relation to VISION 2020: the Right to Sight: an analysis for the Global Burden of Disease Study. Lancet Glob Health. 2021 Feb;9(2):e144-e160. doi: 10.1016/S2214-109X(20)30489-7. Epub 2020 Dec 1.

Queirós A, Pereira-da-Mota AF, Costa J, Amorim-de-Sousa A, Fernandes PRB, González-Méijome JM. Retinal Response of Low Myopes during Orthokeratology Treatment. J Clin Med. 2020 Aug 14;9(8):2649.

Flitcroft DI, He M, Jonas JB, Jong M, Naidoo K, Ohno-Matsui K, Rahi J, Resnikoff S, Vitale S, Yannuzzi L. IMI - Defining and Classifying Myopia: A Proposed Set of Standards for Clinical and Epidemiologic Studies. Invest Ophthalmol Vis Sci. 2019 Feb 28;60(3):M20-M30.

Aportaciones del autor, y colaboradores, a los temas tratados

Capítulo 1

Martinez-Perez C, Alvarez-Peregrina C, Villa-Collar C, Sánchez-Tena MÁ. Analysing myopia in Europe: A comprehensive meta-analysis. Graefes Arch Clin Exp Ophthalmol. 2025 Dec 20.

Villa-Collar C, Álvarez-Peregrina C, Piñero DP. Multifactorial Causation and Therapies of Myopia. J Clin Med. 2025 Apr 25;14(9):2964.

Martinez-Perez C, Sanchez-Tena MA, Sánchez-González JM, Villa-Collar C, Alvarez-Peregrina C. Influence of outdoor time on the spherical equivalent and axial length in childhood myopia: A meta-analysis. Acta Ophthalmol. 2025 Dec;103(8):864-878.

Sánchez-Tena MÁ, Martinez-Perez C, Villa-Collar C, González-Pérez M, González-Abad A, Grupo de Investigación Alain Afflelou, Alvarez-Peregrina C. Prevalence and Estimation of the Evolution of Myopia in Spanish Children. J Clin Med. 2024 Mar 21;13(6):1800.

Alvarez-Peregrina C, Ruiz-Pomeda A, Martinez-Perez C, Prieto-Garrido FL, Villa-Collar C, Gonzalez-Perez M, Gonzalez-Abad A, Sanchez-Tena MA. Subjective behavioral measures in myopic and pre-myopic children before and after the COVID lockdown. Front Med (Lausanne). 2023 Dec 14;10:1308423.

Queirós A, Amorim-de-Sousa A, Fernandes P, Ribeiro-Queirós MS, Villa-Collar C, González-Méijome JM. Mathematical Estimation of Axial Length Increment in the Control of Myopia Progression. J Clin Med. 2022 Oct 20;11(20):6200.

Martínez-Pérez C, Pérez-Sánchez B, Villa-Collar C. Percentile curves of refractive errors in a Spanish paediatric population. J Optom. 2023 Jul- Sep;16(3):175-181.

Gálvez BG, Martinez-Perez C, Villa-Collar C, Alvarez-Peregrina C, Sánchez-Tena MÁ. Influence of Cytokines on Inflammatory Eye Diseases: A Citation Network Study. J Clin Med. 2022 Jan 27;11(3):661.

Alvarez-Peregrina C, Martinez-Perez C, Villa-Collar C, González-Pérez M, González-Abad A, Sánchez-Tena MÁ, On Behalf Of Grupo de Investigación Alain Afflelou. The Prevalence of Myopia in Children in Spain: An Updated Study in 2020. Int J Environ Res Public Health. 2021 Nov 25;18(23):12375.

Navas-Navia B, Garcia-Montero L, Pérez-Sanchez B, Martínez-Pérez C, Villa- Collar C. Percentile curves of stereacuity in a Spanish paediatric population. J Optom. 2022 Jul-Sep;15(3):191-198.

Alvarez-Peregrina C, Martinez-Perez C, Villa-Collar C, Andreu-Vázquez C, Ruiz-Pomeda A, Sánchez-Tena MÁ. Impact of COVID-19 Home Confinement in Children's Refractive Errors. Int J Environ Res Public Health. 2021 May 17;18(10):5347.

Alvarez-Peregrina C, Martinez-Perez C, Villa-Collar C, Sánchez-Tena MÁ. A Bibliometric and Citation Network Analysis of Myopia Genetics. Genes (Basel). 2021 Mar 21;12(3):447.

Navas-Navia B, Garcia-Montero L, Pérez-Sanchez B, Villa-Collar C. Visual acuity percentile curves in a Spanish paediatric population. J Optom. 2022 Jan- Mar;15(1):69-77.

Alvarez-Peregrina C, Sánchez-Tena MÁ, Martinez-Perez C, Villa-Collar C. The Relationship Between Screen and Outdoor Time With Rates of Myopia in Spanish Children. Front Public Health. 2020 Oct 14;8:560378.

Alvarez-Peregrina CC, Sanchez-Tena MAMA, Martinez-Perez CC, Villa-Collar CC. Prevalence and Risk Factors of Myopia in Spain. J Ophthalmol. 2019 Aug 18;2019:3419576.

Capítulo 2

Santodomingo-Rubido J, Martínez-Pérez C, Villa-Collar C. Dropout rates among optical interventions for myopia control: a systematic review. Cont Lens Anterior Eye. 2026 Jan 1;49(2):102601.

Martinez-Perez C, Álvarez-Peregrina C, Sánchez-Tena MÁ, Arance-Gil Á, Villa-Collar C. Role of light in myopia management: A citation network analysis. Arch Soc Esp Oftalmol (Engl Ed). 2025 Nov;100(11):696-709.

Santodomingo-Rubido J, Cheung SW, Villa-Collar C; ROMIO/MCOS/TO-SEE Groups. A Method to Estimate the Efficacy of Orthokeratology Lenses in Slowing Myopia Progression. Eye Contact Lens. 2025 Jun 12;51(9):408-414.

Santodomingo-Rubido J, Villa-Collar C, Gutiérrez-Ortega R, Sugimoto K, Nishimura S, Newman S. Eleven years of orthokeratology contact lens wear for slowing myopia progression in children. Optom Vis Sci. 2025 May 1;102(5):346-352.

Alvarez-Peregrina C, Sanchez-Tena MA, Villa-Collar C, Martinez-Perez C, de Corcuera-Terrero B, Liu N, Li W, Sankaridurg P, Ohlendorf A; Clinical Evaluation of MyoCare in Europe – the CEME Study Group. Clinical evaluation of MyoCare in Europe (CEME) for myopia management: One-year results. Ophthalmic Physiol Opt. 2025 Jun;45(4):1025-1035.

Martínez-Pérez C, Santodomingo-Rubido J, Villa-Collar C, Whayeb Y, Wolffsohn JS. European trends in attitudes and strategies for myopia management in clinical practice. Cont Lens Anterior Eye. 2025 Jul;48(4):102390.

Martinez-Perez C, Sánchez-Tena MÁ, Cleva JM, Villa-Collar C, Álvarez M, Chamorro E, Alvarez-Peregrina C. Efficacy of Asymmetric Myopic Peripheral Defocus Lenses in Spanish Children: 24-Month Randomized Clinical Trial Results. Children (Basel). 2025 Feb 6;12(2):191.

Santodomingo-Rubido J, Cheung SW, Villa-Collar C; ROMIO/MCOS/TO-SEE Groups. The safety of orthokeratology contact lens wear in slowing the axial elongation of the eye in children. Cont Lens Anterior Eye. 2025 Feb;48(1):102258.

Santodomingo-Rubido J, Cheung SW, Villa-Collar C; ROMIO/MCOS/TO-SEE Groups. A new look at the myopia control efficacy of orthokeratology. Cont Lens Anterior Eye. 2024 Oct;47(5):102251.

Sánchez-Tena MÁ, Cleva JM, Villa-Collar C, Álvarez M, Ruiz-Pomeda A, Martinez-Perez C, Andreu-Vazquez C, Chamorro E, Alvarez-Peregrina C. Effectiveness of a Spectacle Lens with a Specific Asymmetric Myopic Peripheral Defocus: 12-Month Results in a Spanish Population. Children (Basel). 2024 Feb 1;11(2):177. doi: 10.3390/children11020177. Erratum in: Children (Basel). 2025 Feb 28;12(3):311.

Martínez-Pérez C, Villa-Collar C, Santodomingo-Rubido J, Wolffsohn JS. Strategies and attitudes on the management of myopia in clinical practice in Spain - 2022 update. J Optom. 2024 Jan-Mar;17(1):100496.

Alvarez-Peregrina C, Sanchez-Tena MA, Martinez-Perez C, Villa-Collar C; Clinical Evaluation of MyoCare in Europe –the CEME Study Group; Ohlendorf A. Clinical Evaluation of MyoCare in Europe (CEME): study protocol for a prospective, multicenter, randomized, double-blinded, and controlled clinical trial. Trials. 2023 Oct 17;24(1):674.

Wolffsohn JS, Whayeb Y, Logan NS, Weng R; International Myopia Institute Ambassador Group*. IMI-Global Trends in Myopia Management Attitudes and

Strategies in Clinical Practice-2022 Update. Invest Ophthalmol Vis Sci. 2023 May 1;64(6):6.

Prieto-Garrido FL, Villa-Collar C, Hernandez-Verdejo JL, Alvarez-Peregrina C, Ruiz-Pomeda A. Changes in the Choroidal Thickness of Children Wearing MiSight to Control Myopia. J Clin Med. 2022 Jul 1;11(13):3833.

Martínez-Pérez C, Villa-Collar C, Santodomingo-Rubido J, Wolffsohn JS. Strategies and attitudes on the management of myopia in clinical practice in Spain. J Optom. 2023 Jan-Mar;16(1):64-73.

Prieto-Garrido FL, Hernández Verdejo JL, Villa-Collar C, Ruiz-Pomeda A. Predicting factors for progression of the myopia in the MiSight assessment study Spain (MASS). J Optom. 2022 Jan-Mar;15(1):78-87.

Alvarez-Peregrina C, Sánchez-Tena MÁ, Martinez-Perez C, Santiago-Dorrego C, Yvert T, Andreu-Vazquez C, Villa-Collar C. The Influence of Genetics in Myopia Control: A Pilot Study. J Clin Med. 2021 Feb 17;10(4):808.

Lopes-Ferreira D, Ruiz-Pomeda A, Peréz-Sanchéz B, Queirós A, Villa-Collar C. Ocular and corneal aberrations changes in controlled randomized clinical trial MiSight® Assessment Study Spain (MASS). BMC Ophthalmol. 2021 Mar 1;21(1):112.

Ruiz-Pomeda A, Prieto-Garrido FL, Hernández Verdejo JL, Villa-Collar C. Rebound Effect in the Misight Assessment Study Spain (Mass). Curr Eye Res. 2021 Aug;46(8):1223-1226.

Ruiz-Pomeda A, Villa-Collar C. Slowing the Progression of Myopia in Children with the MiSight Contact Lens: A Narrative Review of the Evidence. Ophthalmol Ther. 2020 Dec;9(4):783-795.

Wolffsohn JS, Calossi A, Cho P, Gifford K, Jones L, Jones D, Guthrie S, Li M, Lipener C, Logan NS, Malet F, Peixoto-de-Matos SC, González-Méijome JM, Nichols JJ, Orr JB, Santodomingo-Rubido J, Schaefer T, Thite N, van der Worp E, Tarutta E, Iomdina E, Ali BM, Villa-Collar C, Abesamis-Dichoso C, Chen C, Pult H, Blaser P, Parra Sandra Johanna G, Iqbal F, Ramos R, Carrillo Orihuela G, Boychev N. Global trends in myopia management attitudes and strategies in clinical practice - 2019 Update. Cont Lens Anterior Eye. 2020 Feb;43(1):9-17.

Queirós A, Lopes-Ferreira D, Yeoh B, Issacs S, Amorim-De-Sousa A, Villa-Collar C, González-Méijome J. Refractive, biometric and corneal topographic parameter changes during 12 months of orthokeratology. Clin Exp Optom. 2020 Jul;103(4):454-462.

Villa-Collar C, Carracedo G, Chen Z, Gonzalez-Méijome JM. Overnight Orthokeratology: Technology, Efficiency, Safety, and Myopia Control. J Ophthalmol. 2019 Apr 8;2019:2607429.

Sanchez-Tena MA, Alvarez-Peregrina C, Sanchez-Valverde J, Villa-Collar C. Current State and Future Trends: A Citation Network Analysis of the Orthokeratology Field. J Ophthalmol. 2019 Mar 7;2019:6964043.

Queirós A, Villa-Collar C, Amorim-de-Sousa A, Gargallo-Martinez B, Gutiérrez-Ortega R, González-Pérez J, González-Méijome JM. Corneal morphology and visual outcomes in LASIK patients after orthokeratology: A pilot study. Cont Lens Anterior Eye. 2018 Dec;41(6):507-512.

Ruiz-Pomeda A, Pérez-Sánchez B, Cañadas P, Prieto-Garrido FL, Gutiérrez- Ortega R, Villa-Collar C. Binocular and accommodative function in the controlled randomized clinical trial MiSight® Assessment Study Spain (MASS). Graefes Arch Clin Exp Ophthalmol. 2019 Jan;257(1):207-215.

Villa-Collar C, Álvarez-Peregrina C, Hidalgo Santa Cruz F, Povedano-Montero FJ. Bibliometric Study of Scientific Research on Overnight Orthokeratology. Eye Contact Lens. 2018 Sep;44(5):344-349.

González-Pérez J, Sánchez García Á, Villa-Collar C. Vision-Specific Qualityof Life: Laser-Assisted in situ Keratomileusis Versus Overnight Contact Lens Wear. Eye Contact Lens. 2019 Jan;45(1):34-39.

Queirós A, Amorim-de-Sousa A, Lopes-Ferreira D, Villa-Collar C, Gutiérrez ÁR, González-Méijome JM. Relative peripheral refraction across 4 meridians after orthokeratology and LASIK surgery. Eye Vis (Lond). 2018 May 20;5:12.

Ruiz-Pomeda A, Pérez-Sánchez B, Prieto-Garrido FL, Gutiérrez-Ortega R, Villa-Collar C. MiSight Assessment Study Spain: Adverse Events, Tear Film Osmolarity, and Discontinuations. Eye Contact Lens. 2018 Nov;44 Suppl 2:S180-S186.

Ruiz-Pomeda A, Pérez-Sánchez B, Valls I, Prieto-Garrido FL, Gutiérrez-Ortega R, Villa-Collar C. MiSight Assessment Study Spain (MASS). A 2-year randomized clinical trial. Graefes Arch Clin Exp Ophthalmol. 2018 May;256(5):1011-1021.

Carracedo G, Villa-Collar C, Martin-Gil A, Serramito M, Santamaría L. Comparison Between Viscous Teardrops and Saline Solution to Fill Orthokeratology Contact Lenses Before Overnight Wear. Eye Contact Lens. 2018 Sep;44 Suppl 1:S307-S311

Pomeda AR, Pérez-Sánchez B, Cañadas Suárez MDP, Prieto Garrido FL, Gutiérrez-Ortega R, Villa-Collar C. MiSight Assessment Study Spain: A Comparison of Vision-Related Quality-of-Life Measures Between MiSight Contact Lenses and Single-Vision Spectacles. Eye Contact Lens. 2018 Nov;44 Suppl 2:S99-S104.

Santodomingo-Rubido J, Villa-Collar C, Gilmartin B, Gutiérrez-Ortega R, Sugimoto K. Long-term Efficacy of Orthokeratology Contact Lens Wear in Controlling the Progression of Childhood Myopia. Curr Eye Res. 2017 May;42(5):713-720.

Santodomingo-Rubido J, Villa-Collar C, Gilmartin B, Gutiérrez-Ortega R. Short-Term and Long-Term Changes in Corneal Power Are Not Correlated With Axial Elongation of the Eye Induced by Orthokeratology in Children. Eye Contact Lens. 2018 Jul;44(4):260-267.

Santodomingo-Rubido J, Villa-Collar C, Gilmartin B, Gutiérrez-Ortega R,Suzaki A. Short- and Long-Term Changes in Corneal Aberrations and Axial Length Induced by Orthokeratology in Children Are Not Correlated. Eye Contact Lens. 2017 Nov;43(6):358-363.

Santodomingo-Rubido J, Villa-Collar C, Gilmartin B, Gutiérrez-Ortega R, Suzaki A. The effects of entrance pupil centration and coma aberrations on myopic progression following orthokeratology. Clin Exp Optom. 2015 Nov;98(6):534-40.

Santodomingo-Rubido J, Villa-Collar C, Gilmartin B, Gutiérrez-Ortega R. Short-term changes in ocular biometry and refraction after discontinuation of long-term orthokeratology. Eye Contact Lens. 2014 Mar;40(2):84-90.

Arance-Gil Á, Gutiérrez-Ortega ÁR, Villa-Collar C, Nieto-Bona A, Lopes- Ferreira D, González-Méijome JM. Corneal cross-linking for Acanthamoeba keratitis in an orthokeratology patient after swimming in contaminated water. Cont Lens Anterior Eye. 2014 Jun;37(3):224-7.

Santodomingo-Rubido J, Villa-Collar C, Gilmartin B, Gutiérrez-Ortega R. Factors preventing myopia progression with orthokeratology correction. Optom Vis Sci. 2013 Nov;90(11):1225-36.

González-Mesa A, Villa-Collar C, Lorente-Velázquez A, Nieto-Bona A. Anterior segment changes produced in response to long-term overnight orthokeratology. Curr Eye Res. 2013 Aug;38(8):862-70.

Santodomingo-Rubido J, Villa-Collar C, Gilmartin B, Gutiérrez-Ortega R. Myopia control with orthokeratology contact lenses in Spain: a comparison of vision-related quality-of-life measures between orthokeratology contact lenses and single-vision spectacles. Eye Contact Lens. 2013 Mar;39(2):153-7.

González-Pérez J, Villa-Collar C, González-Méijome JM, Porta NG, Parafita MÁ. Long-term changes in corneal structure and tear inflammatory mediators after orthokeratology and LASIK. Invest Ophthalmol Vis Sci. 2012 Aug 7;53(9):5301-11.

Santodomingo-Rubido J, Villa-Collar C, Gilmartin B, Gutiérrez-Ortega R. Orthokeratology vs. spectacles: adverse events and discontinuations. Optom Vis Sci. 2012 Aug;89(8):1133-9.

Santodomingo-Rubido J, Villa-Collar C, Gilmartin B, Gutiérrez-Ortega R. Myopia control with orthokeratology contact lenses in Spain: refractive and biometric changes. Invest Ophthalmol Vis Sci. 2012 Jul 31;53(8):5060-5.

Queirós A, Villa-Collar C, Jorge J, Gutiérrez AR, González-Méijome JM. Peripheral refraction in myopic eyes after LASIK surgery. Optom Vis Sci. 2012 Jul;89(7):977-83.

González-Pérez J, Villa-Collar C, Sobrino Moreiras T, Lema Gesto I, González-Méijome JM, Rodríguez-Ares MT, Parafita M. Tear film inflammatory mediators during continuous wear of contact lenses and corneal refractive therapy. Br J Ophthalmol. 2012 Aug;96(8):1092-8.

Queirós A, Villa-Collar C, Gutiérrez AR, Jorge J, González-Méijome JM. Quality of life of myopic subjects with different methods of visual correction using the NEI RQL-42 questionnaire. Eye Contact Lens. 2012 Mar;38(2):116-21.

Queirós A, Villa-Collar C, Gutiérrez ÁR, Jorge J, Ribeiro-Queirós MS, Peixoto-de-Matos SC, González-Méijome JM. Anterior and posterior corneal elevation after orthokeratology and standard and customized LASIK surgery. Eye Contact Lens. 2011 Nov;37(6):354-8.

Nieto-Bona A, González-Mesa A, Nieto-Bona MP, Villa-Collar C, Lorente-Velázquez A. Long-term changes in corneal morphology induced by overnight orthokeratology. Curr Eye Res. 2011 Oct;36(10):895-904.

Nieto-Bona A, González-Mesa A, Nieto-Bona MP, Villa-Collar C, Lorente- Velázquez A. Short-term effects of overnight orthokeratology on corneal cell morphology and corneal thickness. Cornea. 2011 Jun;30(6):646-54.

Queirós A, Villa-Collar C, González-Méijome JM, Jorge J, Gutiérrez AR. Effect of pupil size on corneal aberrations before and after standard laser in situ keratomileusis, custom laser in situ keratomileusis, and corneal refractive therapy. Am J Ophthalmol. 2010 Jul;150(1):97-109.e1.

Queirós A, González-Méijome JM, Villa-Collar C, Gutiérrez AR, Jorge J. Local steepening in peripheral corneal curvature after corneal refractive therapy and LASIK. Optom Vis Sci. 2010 Jun;87(6):432-9.

Queirós A, González-Méijome JM, Jorge J, Villa-Collar C, Gutiérrez AR. Peripheral refraction in myopic patients after orthokeratology. Optom Vis Sci. 2010 May;87(5):323-9.

Villa-Collar C, González-Méijome JM, Queirós A, Jorge J. Short-term corneal response to corneal refractive therapy for different refractive targets. Cornea. 2009 Apr;28(3):311-6.

González-Méijome JM, Villa-Collar C, Queirós A, Jorge J, Parafita MA. Pilot study on the influence of corneal biomechanical properties over the short term in response to corneal refractive therapy for myopia. Cornea. 2008 May;27(4):421-6.

González-Méijome JM, Villa-Collar C. Nomogram, corneal topography, and final prescription relations for corneal refractive therapy. Optom Vis Sci. 2007 Jan;84(1):59-64.

Capítulo 3

Ruiz-Pomeda A, Fernandes P, Amorim-de-Sousa A, González-Méijome JM, Prieto-Garrido FL, Pérez-Sánchez B, Villa-Collar C. Light disturbance analysis in the controlled randomized clinical trial MiSight® Assessment Study Spain (MASS). Cont Lens Anterior Eye. 2019 Apr;42(2):200-205.

Santolaria Sanz E, Cerviño A, Queiros A, Villa-Collar C, Lopes-Ferreira D, González-Méijome JM. Corrigendum to "Short-Term Changes in Light Distortion in Orthokeratology Subjects". Biomed Res Int. 2015;2015:458706.

Lorente-Velázquez A, González Mesa A, Gutierrez JR, Villa-Collar C, Nieto-Bona A. Long-term changes in straylight induced by corneal refractive therapy: a pilot study. Cont Lens Anterior Eye. 2014 Jun;37(3):144-8.

Cerviño A, Villa-Collar C, Gonzalez-Meijome JM, Ferrer-Blasco T, García- Lázaro S. Retinal straylight and light distortion phenomena in normal and post- LASIK eyes. Graefes Arch Clin Exp Ophthalmol. 2011 Oct;249(10):1561-6.

Capítulo 4

García BG, Orduna Magán C, Alvarez-Peregrina C, Villa-Collar C, Sánchez-Tena MÁ. Nd:YAG laser vitreolysis and health-related quality of life in patients with symptomatic vitreous floaters. Eur J Ophthalmol. 2021 Apr 7:11206721211008036.

Capítulo 5

Sánchez-Tena MÁ, Martinez-Perez C, Villa-Collar C, Alvarez-Peregrina C. Ocular Complications of Myopia: Bibliometric Analysis and Citation Networks. Reports (MDPI). 2023 Jun 1;6(2):26.

Alvarez-Peregrina C, Villa-Collar C, Martinez-Perez C, Barbosa MIP, Sánchez- Tena MÁ. Social Media Impact of Myopia Research. Int J Environ Res Public Health. 2022 Jun 14;19(12):7270.

Villa-Collar C, Carracedo G, González-Méijome JM, Piñero-Llorens D. Myopia, the challenge of ophthalmology and its worldwide «explosive epidemic». Arch Soc Esp Oftalmol (Engl Ed). 2019 Apr;94(4):204-205.

Capítulo 6

Martinez-Perez C, Alvarez-Peregrina C, Villa-Collar C, Sánchez-Tena MÁ. Artificial intelligence applied to ophthalmology and optometry: A citation network analysis. J Optom. 2022;15 Suppl 1(Suppl 1):S82-S90.

González-Méijome JM, Piñero DP, Villa-Collar C. Upcoming Special Issue: "Artificial Intelligence, Data Science and E-health in Vision Research and Clinical Activity". J Optom. 2022 Jan-Mar;15(1):1-2.

González-Méijome JM, Lloréns DP, Villa-Collar C. Optometry Research Agenda for the Next Decade: 20/20 by 2030. J Optom. 2019 Oct-Dec;12(4):209-210.

ABREVIATURAS Y GLOSARIO

ABREVIATURAS

AV: Agudeza visual

CM: Control de miopía

D: Dioptría

DMAE: Degeneración macular asociada a la edad

DR: Desprendimiento de retina

ECA: Ensayo clínico aleatorizado

EPR: Epitelio pigmentario de la retina

FO: Fondo de ojo

GWAS: Estudio de Asociación del Genoma Completo (del inglés Genome-Wide Association Study).

IA: Inteligencia artificial

ICER: Razón Coste-Efectividad Incremental (del inglés Incremental Cost-Effectiveness Ratio)

IMI: Instituto Internacional de Miopía

QALY: Año de Vida Ajustado por Calidad (del inglés Quality-Adjusted Life Year)

LA: Longitud axial

LA/PC: ratio longitud axial / poder corneal

LAG: Lag of Accommodation

LAMBDA (λ): Longitud de onda

LASIK: Queratomileusis in Situ Asistida con Láser (del inglés Laser-Assisted In Situ Keratomileusis)

LC: Lente de contacto

LCDP: Lente de contacto de desenfoque periférico

LCRPG: Lente de contacto rígida permeable al gas

LCRPGM: Lente de contacto rígida permeable al gas multifocal

MMP: Metaloproteinasa de matriz

MNM: Membrana neovascular miópica

NIH: Institutos Nacionales de Salud (del inglés National Institutes of Health)

NVC: Neovascularización coroidea

NVCM: Neovascularización coroidea miópica

OCT: Tomografía de Coherencia Óptica (del inglés Optical Coherence Tomography).

OK: Ortoqueratología

OMS: Organización Mundial de la Salud

PIB: Producto interior bruto

PRK: Queratectomía Fotorrefractiva (del inglés Photorefractive Keratectomy)

RLRL: Luz Roja de Baja Intensidad (del inglés Repeated Low-Level Red Light)

SMILE: Extracción Lenticular por Pequeña Incisión (del inglés Small Incision Lenticule Extraction)

VEGF: Factor de Crecimiento del Endotelio Vascular (del inglés Vascular Endothelial Growth Factor)

WCO: Consejo Mundial de Optometría (del inglés World Council of Optometry)

WSPOS: Sociedad Mundial de Oftalmología Pediátrica y Estrabismo (del inglés World Society of Pediatric Ophthalmology and Strabismus)

GLOSARIO

A

Aberración esférica: defecto óptico que ocurre cuando los rayos de luz periféricos que atraviesan un sistema óptico se enfocan en un punto diferente al de los rayos que pasan por el centro.

Ablación. En cirugía refractiva con láser (como LASIK o PRK), se refiere a la eliminación precisa y controlada de tejido microscópico de la córnea mediante un láser (generalmente excímer).

Acomodación. Capacidad del ojo para enfocar objetos cercanos mediante el cambio de forma del cristalino.

Agudeza visual. Medida de la capacidad para distinguir detalles finos. Suele expresarse como 20/20 o 1.0.

Agujero macular. Defecto o ruptura en la mácula (zona central de la retina responsable de la visión fina), que produce visión central borrosa o distorsionada.

Atrofia coroidea. Degeneración y adelgazamiento progresivo de la coroides, capa vascular situada entre la retina y la esclera, que puede provocar disminución de la agudeza visual.

Atrofia cororetiniana. Degeneración conjunta de la coroides y la retina, caracterizada por pérdida de tejido y función visual en las áreas afectadas.

B

Bastones. Fotorreceptores de la retina responsables de la visión en condiciones de poca luz (visión nocturna). Detectan movimientos y formas, pero no colores, ni detalles finos.

Biometría ocular. Medición precisa de las dimensiones del ojo, especialmente la longitud axial. Es fundamental para monitorizar la progresión de la miopía.

Biomarcadores. Indicadores biológicos medibles que ayudan a predecir el riesgo de progresión o complicaciones.

C

Cámara vítrea. Espacio posterior del ojo que contiene el humor vítreo. Su elongación es clave en la miopía axial.

Catarata. Opacificación del cristalino. Puede aparecer con mayor frecuencia o antes en personas con miopía alta.

Catarata nuclear. Tipo de catarata que afecta al núcleo del cristalino.

Colágeno. Proteína estructural principal del tejido conectivo que proporciona resistencia y elasticidad a estructuras como la córnea, esclerótica y piel.

Conos. Fotorreceptores de la retina que permiten la visión en condiciones de mucha luz (visión diurna), la discriminación de colores y la alta agudeza visual.

Control de miopía. Conjunto de estrategias destinadas a ralentizar la progresión de la miopía en niños y adolescentes.

Coroides. Capa vascular situada entre la retina y la esclerótica. Participa en la regulación del crecimiento ocular.

Coroides adelgazada. Hallazgo frecuente en miopía alta, asociado a mayor riesgo de complicaciones maculares.

Cristalino. Lente natural del ojo que permite enfocar la luz sobre la retina.

Cross-linking. Procedimiento terapéutico utilizado principalmente en el queratocono que fortalece el colágeno corneal mediante la aplicación de riboflavina y luz ultravioleta.

Cuerpo ciliar. Estructura del ojo, ubicada detrás del iris, que tiene dos funciones vitales: produce el humor acuoso (el líquido que mantiene la presión intraocular) y contiene el músculo ciliar, que permite modificar la forma del cristalino para enfocar objetos a diferentes distancias (acomodación).

Curvatura corneal. Grado de curvatura de la córnea, que influye en el estado refractivo.

Crecimiento axial. Aumento de la longitud del ojo. En la miopía progresiva este crecimiento es excesivo.

D

Defecto refractivo. También conocido como error refractivo o ametropía. Es una condición ocular en la que la forma del ojo impide que la luz se enfoque directamente sobre la retina, causando una visión borrosa.

Defocus miópico (desenfoque miópico). Estrategia óptica que genera un desenfoque delante de la retina en la periferia, enviando señales que pueden frenar el crecimiento ocular.

Degeneración macular asociada a la edad. Alteración de la macula que destruye progresivamente la visión del detalle y central, respetando la visión periférica.

Degeneración marginal pelúcida. Enfermedad degenerativa poco común, caracterizada por un adelgazamiento de la córnea en su parte inferior.

Desenfoque periférico. Teoría que sugiere que el desenfoque en la periferia retinal influye en la regulación del crecimiento axial.

Desprendimiento de retina. Separación de la retina de las capas subyacentes. Riesgo aumentado en miopía alta.

Dioptría. Unidad que mide el poder refractivo de una lente.

Disco óptico. Zona de la retina donde convergen las fibras del nervio óptico y los vasos sanguíneos; carece de fotorreceptores y corresponde al punto ciego fisiológico.

Dopamina. Neurotransmisor implicado en múltiples funciones del sistema nervioso, incluida la modulación de la señal visual en la retina.

E

Ecografía ocular. Técnica de diagnóstico por imágenes que utiliza ondas de ultrasonido de alta frecuencia para obtener imágenes de las estructuras internas del ojo.

Ectasia corneal. Es un trastorno degenerativo caracterizado por un debilitamiento y adelgazamiento progresivo de la córnea.

Edema corneal. Acumulación de líquido en la córnea que provoca pérdida de transparencia y visión borrosa.

Emetropía. Estado en el que el ojo enfoca correctamente sin necesidad de corrección óptica.

Emetropización. Proceso natural de ajuste del crecimiento ocular en la infancia. En la miopía este mecanismo se desregula.

Epidemiología. Estudio de la frecuencia, distribución y factores determinantes de la miopía en la población.

Epitelio pigmentario de la retina. Capa celular situada entre la retina neurosensorial y la coroides que cumple funciones de nutrición, fagocitosis y soporte metabólico de los fotorreceptores.

Equivalente esférico. Es un valor único que combina la graduación esférica (miopía o hipermetropía) y la mitad de la graduación cilíndrica (astigmatismo). Se calcula con la fórmula: EE = Esfera + (Cilindro/2).

Esclerótica o esclera. Capa externa blanca del ojo. Puede adelgazarse en la miopía progresiva.

Escleropatía miópica. Alteraciones estructurales de la esclerótica asociadas a miopía alta.

Espasmo acomodativo. Contracción sostenida e involuntaria del músculo ciliar que impide la relajación de la acomodación, produciendo visión borrosa lejana.

Estado refractivo. Es la condición o graduación óptica de un ojo en un momento determinado.

Estafiloma posterior. Protrusión localizada de una pared ocular debilitada, generalmente asociada a miopía patológica.

Estrías de laca (o grietas de laca). Fisuras lineales en la membrana de Bruch asociadas a miopía patológica, visibles como líneas amarillentas en el fondo de ojo.

Etiología. Conjunto de causas que originan la miopía (genéticas y ambientales).

F

Factores ambientales. Elementos externos como escasa exposición a luz natural o exceso de trabajo en visión próxima que influyen en la aparición o progresión de la miopía.

Factores epigenéticos. Cambios en la expresión genética inducidos por el entorno sin modificar el ADN.

Fascia lata. Tejido conectivo denso que recubre los músculos del muslo y que puede emplearse como injerto en cirugía.

Fisiopatología. Mecanismos biológicos que explican cómo se desarrolla y progresa la miopía.

Fototerapia dinámica. Tratamiento que utiliza un fármaco fotosensibilizante activado por luz específica para ocluir neovasos anómalos, especialmente en patología macular.

Fovea. Depresión central de la mácula con alta concentración de conos, responsable de la máxima agudeza visual.

Foveosquisis. Separación o desdoblamiento de las capas de la retina en la región macular, frecuente en miopía patológica.

Fuch (membrana de). Lesión pigmentada en la mácula asociada a miopía magna, secundaria a neovascularización y cicatrización.

Frente de ondas. Tecnología de diagnóstico de alta resolución que analiza cómo un frente de luz plano se deforma al atravesar todo el sistema óptico del ojo (córnea y cristalino).

G

Genética. Influencia hereditaria en la predisposición a desarrollar miopía.

Glaucoma. Enfermedad del nervio óptico. Las personas con miopía alta presentan mayor riesgo.

GWAS (estudio). Tipo de investigación científica que escanea marcadores de ADN completos de muchas personas para encontrar variaciones genéticas asociadas a una enfermedad específica.

H

Herencia autosómica dominante. Patrón hereditario en el que una sola copia del gen mutado es suficiente para manifestar la enfermedad.

Herencia autosómica recesiva. Patrón hereditario en el que se requieren dos copias del gen mutado para que se exprese la enfermedad.

Hidrogel. Material plástico, suave y flexible, con una alta capacidad de absorción de agua. Fue el primer material utilizado para fabricar lentes de contacto blandas.

Hidrogel de silicona. Material avanzado para lentes de contacto que combina la silicona (un material con una alta transmisibilidad al oxígeno) con el confort y la flexibilidad del hidrogel tradicional.

Hipermetropía. Error refractivo en el que los objetos cercanos se ven borrosos.

Humor vítreo. Gel transparente que rellena la parte posterior del ojo.

I

ICER. Indicador utilizado en economía sanitaria para comparar la relación coste-efectividad de distintas intervenciones en salud.

Iluminación mesópica. Nivel de luz intermedio (entre día y noche) en el que funcionan juntos conos y bastones retinales. Ocurre en el crepúsculo o bajo iluminación urbana tenue.

Incidencia. Número de casos nuevos de una enfermedad que aparecen en una población durante un periodo determinado.

Índice de refracción. Es una medida adimensional que describe la velocidad a la que la luz viaja a través de un medio. Se define como el cociente entre la velocidad de la luz en el vacío y su velocidad en ese medio.

Inteligencia artificial (IA) en miopía. Uso de algoritmos para predecir riesgo de progresión, personalizar tratamientos y analizar datos clínicos.

L

LAG. Término que proviene del inglés "lag of accommodation". Describe la situación fisiológica normal y esperable en la que, al enfocar un objeto cercano, el sistema de enfoque del ojo (acomodación) se queda ligeramente "corto". Es decir, el punto de enfoque real se sitúa detrás del objeto que miramos, en lugar de caer exactamente sobre la retina.

Lentes oftálmicas. Término técnico que designa a cualquier lente correctora prescrita para compensar los defectos refractivos.

Lentes de contacto hidrofílicas. Lentes de contacto blandas.

Lentes de contacto multifocales. Lentes que incorporan diferentes potencias para ayudar a controlar la progresión de la miopía.

Lentes de desenfoque periférico. Gafas diseñadas para inducir señales ópticas que frenen el crecimiento axial.

Lenticular. Adjetivo que hace referencia al cristalino del ojo.

Loci. Plural de locus, posiciones específicas que ocupan los genes en los cromosomas.

Longitud axial. Distancia entre la córnea y la retina. Es el principal marcador estructural de progresión.

Luz monocromática. Radiación luminosa compuesta por una sola longitud de onda o color.

Luz de alta intensidad. Exposición a luz natural o dispositivos que simulan iluminación exterior, investigada por su efecto protector.

M

Mácula. Zona central de la retina responsable de la visión fina.

Maculopatía miópica. Alteraciones degenerativas de la mácula asociadas a miopía alta.

Membrana de Bruch. Capa delgada situada entre el epitelio pigmentario de la retina y la coroides que participa en el intercambio metabólico.

Metamorfopsias. Alteraciones de la percepción visual en las que las líneas rectas se observan onduladas o deformadas.

Miopía. Error refractivo en el que la imagen se forma delante de la retina, provocando visión borrosa de lejos.

Miopía axial. Forma más común, causada por aumento de la longitud del ojo.

Miopía degenerativa o patológica. Forma severa asociada a cambios estructurales y alto riesgo de complicaciones.

Miopía de inicio temprano. Aparece antes de los 6–7 años y suele asociarse a mayor progresión.

Miopía inducida por el entorno. Forma relacionada principalmente con factores ambientales.

Miopía alta. Generalmente mayor de −6 dioptrías o longitud axial ≥26 mm.

Miopía juvenil o escolar. Miopía que aparece típicamente en la infancia o adolescencia.

N

Neovascularización. Formación de nuevos vasos sanguíneos, generalmente anómalos, en tejidos donde no deberían existir o en exceso.

Nervio óptico. Estructura que transmite la información visual al cerebro.

Neuropatía. Alteración o daño de uno o varios nervios que provoca déficit sensitivo, motor o ambos.

O

Óptica personalizada. Diseño individualizado de lentes basado en biometría y perfil ocular específico.

Ortoqueratología (Orto-K). Uso de lentes rígidas nocturnas para moldear temporalmente la córnea y controlar la progresión.

P

Papila (óptica). Sinónimo de disco óptico; área de salida del nervio óptico en la retina.

Poligénico. Rasgo o enfermedad determinada por la acción combinada de múltiples genes.

Potencia dióptrica. Capacidad de una lente para desviar la luz.

Predicción de riesgo individual. Modelos que combinan genética, biometría y entorno para anticipar progresión.

Premiopía. Estado refractivo previo a la miopía manifiesta que identifica niños con alto riesgo futuro.

Prevalencia. Proporción total de casos (nuevos y existentes) de una enfermedad en una población en un momento determinado.

Prevención. Estrategias para reducir aparición o progresión (más tiempo al aire libre, pausas visuales).

Progresión. Aumento del defecto refractivo con el tiempo.

Progresión axial. Incremento estructural de la longitud del ojo.

Pseudomiopía. Miopía transitoria causada por espasmo acomodativo, sin alteración estructural permanente.

Q

Queratocono. Enfermedad degenerativa de la córnea en la que esta se adelgaza y se deforma progresivamente, adoptando una forma de cono en lugar de la curvatura esférica normal

Queratoplastia. Término médico para designar un trasplante de córnea. Es un procedimiento quirúrgico que reemplaza una parte del tejido corneal dañado o enfermo por tejido sano de un donante

R

Refracción. Cambio de dirección de la luz al atravesar los medios transparentes del ojo.

Remodelado escleral. Cambios estructurales en la esclerótica en respuesta a señales visuales. Potencial diana terapéutica futura.

Retina. Capa sensible a la luz que transforma estímulos luminosos en señales nerviosas.

T

Terapia génica. Línea de investigación que busca intervenir en los mecanismos moleculares que regulan el crecimiento ocular.

Terapias farmacológicas. Uso de medicamentos (como atropina a bajas concentraciones) para frenar la progresión.

Tecnología de liberación sostenida. Sistemas que permiten administrar fármacos de forma prolongada.

Trabajo en visión próxima. Actividades a corta distancia (lectura, pantallas) asociadas a mayor riesgo.

V

Visión binocular. Uso coordinado de ambos ojos.

Visión periférica. Capacidad de percibir estímulos fuera del centro del campo visual.

Vitrectomía. Procedimiento quirúrgico que consiste en la extracción parcial o total del humor vítreo para tratar diversas patologías retinianas.

SOBRE EL AUTOR

César Villa Collar

Diplomado en Óptica por la Universidad Complutense de Madrid (UCM) y en Óptica y Optometría por la Universidad de Granada. Bachelor y Master en Ciencias Optométricas Clínicas por el Pennsylvania College of Optometry (Salus University; Filadelfia, USA) y en Optometría por la Universidad Europea de Madrid (UEM). Doctor en Óptica, Optometría y Visión por la UCM con premio extraordinario de doctorado.

Posee una experiencia clínica de más de 4 décadas, siendo sus especialidades la ortoqueratología, el control de la miopía, la córnea irregular y el análisis de la calidad visual mediante topografía corneal y aberrometría ocular.

Es miembro de la IACLE y fellow de la Academia Americana de Optometría y de la Academia Europea de Óptica y Optometría, managing editor de Journal of Optometry y vicepresidente de publicaciones de la Sociedad Española de Optometría.

Ha publicado seis libros y 20 capítulos de libros relacionados con sus especialidades clínicas y más de 160 documentos científicos. Con un índice h de 36 aparece en el "*Global optometrist top 200 research ranking*" (www.optomrankings.com).

Ha recibido el premio Salado Marín, el Artigas, el Colegio Nacional de Ópticos y Optometristas y el Gaceta Óptica. Es conferenciante habitual en congresos del sector con varios premios por comunicaciones orales y en póster tanto nacionales como internacionales. En la UEM recibió el premio a mejor labor investigadora (2013) y en 2017 recibió el premio Distinción a la trayectoria profesional por parte de Unión Profesional. En 2023 fue galardonado con el Premio Optometrista del año por la facultad de Óptica y Optometría de Terrassa.

Su labor investigadora la realizó dentro del Grupo de Investigación en Visión de la UEM, universidad en la que dirigió el departamento de Óptica y Optometría, el máster universitario en córnea y lentes de contacto y fue catedrático. Actualmente es profesor emérito de dicha universidad.

www.ingramcontent.com/pod-product-compliance
Lightning Source LLC
LaVergne TN
LVHW022112200926
848481LV00003B/1154
* 9 7 9 8 8 9 9 6 6 5 5 9 2 *